Laurence Claes / Walter Vandereycken

Schmerzen gegen den Schmerz

Laurence Claes und Walter Vandereycken

Schmerzen gegen den Schmerz

Selbstverletzendes Verhalten verstehen und bewältigen

Aus dem Niederländischen übersetzt von Bärbel Jänicke

Patmos Verlag

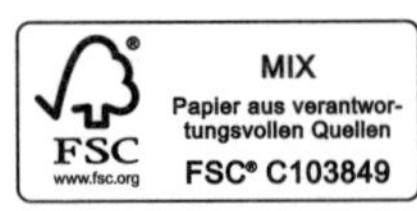

Für die Schwabenverlag AG ist Nachhaltigkeit ein wichtiger Maßstab ihres Handelns. Wir achten daher auf den Einsatz umweltschonender Ressourcen und Materialien. Dieses Buch wurde auf FSC®-zertifiziertem Papier gedruckt. FSC (Forest Stewardship Council®) ist eine nicht staatliche, gemeinnützige Organisation, die sich für eine ökologische und sozial verantwortliche Nutzung der Wälder unserer Erde einsetzt.

Bibliografische Information der Deutschen Nationalbibliothek
Die Deutsche Nationalbibliothek verzeichnet diese Publikation in der Deutschen Nationalbibliografie; detaillierte bibliografische Daten sind im Internet über http://dnb.d-nb.de abrufbar.

Umschlaggestaltung: Finken & Bumiller, Stuttgart
Druck: Schätzl Druck & Medien e.K.
Hergestellt in Deutschland
ISBN 978–3-8436–0152–8

Inhalt

Einleitung

Von Natur aus neigen wir dazu, Schmerz zu vermeiden und einen pfleglichen Umgang mit unserem Körper als Selbstverständlichkeit zu erachten. Daher schockiert es uns, wenn wir erfahren, dass manche Menschen sich absichtlich verletzen: sich selbst Schnitt- oder Brandwunden zufügen oder ihre Wunden aufkratzen. Wer so etwas tut, muss wohl verrückt sein, denkt sich so mancher.

In unserer Arbeit als Psychologin und Psychiater sahen wir uns in den vergangenen zehn Jahren mit einer zunehmenden Zahl von Jugendlichen konfrontiert, die sich auf vielfältige Weise selbst verletzten. Der Fachliteratur war dazu nur wenig zu entnehmen. Daher entschieden wir uns, auf diesem Gebiet selbst zu forschen. In der Hoffnung, eine geeignetere Herangehensweise zu finden, suchten wir zunächst eine Antwort auf die Frage, warum sich Menschen selbst verletzen. Unser wichtigster Schritt bestand jedoch darin, das Phänomen der Selbstverletzung zu akzeptieren und nicht ablehnend oder angewidert darauf zu reagieren.

Wir hoffen, auch die Leser dieses Buches, ganz gleich ob sie Betroffene oder »Zeugen« von Selbstverletzungen sind, zu dieser Akzeptanz zu bewegen. Eine positive Einstellung zu diesem Phänomen bildet den ersten Schritt, sie ist unser primäres Ziel.

In diesem Buch geht es um Heranwachsende in der Phase der Pubertät und der Adoleszenz, die sich selbst verletzen. Wir wenden uns daher auch vorwiegend an sie selbst und sprechen sie mit »du« an: Wir versuchen, Jugendlichen ihr eigenes Verhalten in einer einfachen Sprache verständlich zu machen, damit sie selbst einen Weg finden, mit den Selbstverletzungen aufzuhören. Natürlich machen sich auch Personen aus ihrem unmittelbaren Umfeld, vor allem Eltern und Lehrer, Sorgen über ihr Verhalten. Sie gehören daher ebenfalls zu dem Leserkreis, den wir mit diesem Buch ansprechen möchten.

In Kapitel 1 gehen wir auf unterschiedliche Definitionen selbstverletzenden Verhaltens ein und grenzen Selbstverletzung gegen andere Formen selbstschädigenden Verhaltens, wie Essstörungen, Medikamentenmissbrauch und Suizidversuche, ab.

In Kapitel 2 befassen wir uns mit der Frage: Ist Selbstverletzung bei Jugendlichen ein eher seltenes Phänomen oder eine neue Modeerscheinung?

Auf der Suche nach Erklärungen thematisieren wir in Kapitel 3 die Bedeutungen und Funktionen von selbstverletzendem Verhalten und die Faktoren, die es auslösen und aufrechterhalten.

Alle folgenden Kapitel sind in erster Linie an der Praxis orientiert. In Kapitel 4 stellen wir die Frage: Wie kann man mit selbstverletzendem Verhalten umgehen? Dieses Kapitel beginnt mit einer Reihe von Selbsttests: Mit ihrer Hilfe lässt sich untersuchen, auf welche Weise und wie stark man sich selbst schädigt und welche Faktoren dabei ausschlaggebend sind (etwa Schwierigkeiten mit dem Selbstvertrauen).

Nach dem Erstellen dieser »Selbstdiagnose« findet man in Kapitel 5 einen Stufenplan für den konkreten Umgang mit selbstverletzendem Verhalten. An der Schwelle von der Kindheit zum Erwachsenenalter hat diese Problematik oft mit dem Bedürfnis zu tun, das eigene Selbstvertrauen zu stärken und seinen eigenen Lebensweg zu finden (Kapitel 6 und 7). Wie bereits erwähnt, widmen wir uns auch den Personen im unmittelbaren Umfeld der Jugendlichen. Sie stellen sich oft die Fragen: »Wie soll ich reagieren?« oder: »Kann ich helfen?« In Kapitel 8 geben wir daher den Eltern betroffener Jugendlicher konkrete Tipps. In Kapitel 9 geben wir Lehrern Hinweise, wie sie besser mit selbstverletzendem Verhalten ihrer Schüler umgehen können.

Wenn es Heranwachsenden, trotz eigener Anstrengung und der Unterstützung durch ihre Eltern und/oder Lehrer, nicht gelingt, ihr selbstverletzendes Verhalten unter Kontrolle zu halten, sollte der nächste Schritt die Suche nach professioneller Hilfe oder einer Therapie sein (Kapitel 10). Wir hoffen, mit diesem Buch dazu beizutragen, dass Betroffene lernen, sich selbst zu helfen. Falls dies jedoch zu schwierig ist, möchten wir dazu ermutigen, professionelle Hilfe in Anspruch zu nehmen. Dies ist keine Schande, sondern ein

Schritt in die richtige Richtung. Auf jeden Fall möchten wir selbstverletzendes Verhalten aus der Tabuzone herausholen, das Problem thematisierbar und damit letztlich auch handhabbar machen.

Die Entstehung dieses Buches war nur dank der Unterstützung, Mitarbeit und Inspiration vieler Menschen möglich. Eine besondere Erwähnung verdienen die Patienten und das Behandlungsteam der Abteilung *Ter Berken,* der Psychiatrischen Klinik der Alexianer Brüder in Tienen (Belgien). Majan Peeters half uns mit inhaltlichen Vorschlägen und formalen Änderungen. Und zu guter Letzt sind noch unsere lieben Familienangehörigen und Freunde zu nennen, die uns während des Schreibens entbehren mussten, die uns aber gelegentlich auch daran erinnerten, die gesunde »Selbstfürsorge«, die wir unseren Lesern ans Herz legen, selbst nicht aus dem Auge zu verlieren!

Grenz-Fall

was passiert, wenn du die Grenze überschreitest,
den schmalen Grat, den ein anderer intuitiv meidet?
Was, wenn du alles nur noch weiß siehst und schwarz,
sich das Grau ganz verwischt? – gnadenlos hart.
Was, wenn du auf Messers Schneide lebst,
weinst du dann allein oder stimmt die ganze Welt
in dein Weinen ein?

Wie verwirrt muss dein Denken sein,
wie einsam, wie verzweifelt musst du sein,
damit du den Schmerz bekämpfst mit Pein?

Majan

I. Was ist Selbstverletzung?

Ich habe meine Arme zerkratzt, bis sie bluteten. Es passiert immer, wenn ich allein bin. Dann beginne ich darüber nachzudenken, was andere wohl von mir halten. Und meistens komme ich dann zu dem Schluss, dass ich nichts wert bin.

Ich habe mich selbst geschnitten und danach hatte ich einen Essanfall. Geschnitten habe ich mich, weil ich es verdient hatte und mich elend fühlte. Ich saß auf meinem Bett und las meinen Schulaufsatz. Ich konnte mich nicht konzentrieren und fand den Aufsatz richtig mies. Neben meinem Bett liegen immer ein kleines Messer und eine Rolle Toilettenpapier bereit, also habe ich das Messer genommen und mir ein paar Mal ziemlich tief in die Ober- und Unterarme und den Bauch geschnitten. Danach wartete ich, bis es aufhörte zu bluten. In der Zwischenzeit habe ich alles Mögliche in mich hineingestopft und später wieder erbrochen. Ich esse, um mich zu trösten, und ich erbreche alles wieder, um nicht zuzunehmen.

Normal oder unnormal?

Selbstschädigung im Sinne von körperlicher Schädigung scheint zunächst das Gegenteil von Selbstfürsorge im Sinne von körperlicher Fürsorge zu sein. Doch so einfach lassen sich Selbstschädigung und Selbstfürsorge nicht voneinander unterscheiden. Mangelnde Fürsorge – beispielsweise die Vernachlässigung der eigenen Gesundheit – kann schädlich sein, ebenso aber übertriebene Fürsorge – zum Beispiel übermäßiges Händewaschen und Zähneputzen. Außerdem sind gewisse Formen »körperlicher Schädigung«, beispielsweise Operationen, für unsere Gesundheit notwendig. Um hier begriffliche Klarheit zu erreichen, ist es wichtig, zwischen normalen und unnormalen Formen der Selbstfürsorge und Selbstschädigung zu differenzieren.

Die normale Selbstfürsorge umfasst Verhaltensweisen, die sozial akzeptiert sind, weil sie den in einer bestimmten Gesellschaft geltenden Normen von Gesundheit und einem attraktiven Aussehen entsprechen. Diese Selbstfürsorge unterliegt eindeutig der Mode, maßgebend sind Idealvorstellungen von körperlicher Attraktivität und Forderungen, diesen Vorstellungen auch nachzueifern. Als eine sehr schlanke Taille en vogue war, trugen die Frauen sehr enge Korsetts, selbst wenn dies ihre Gesundheit gefährdete. Der Wunsch, der Idealvorstellung von Schlankheit zu entsprechen, kann der Grund für übertrieben strenge Diäten oder sogar für chirurgische Eingriffe sein. Um diesem in einer gewissen Gesellschaft geschätzten und geförderten Wunschbild nachzukommen, »schädigt« man also in manchen Fällen seinen Körper. Dabei handelt es sich – innerhalb bestimmter Grenzen – noch um »normale« Varianten selbstschädigenden Verhaltens, die dazu dienen, die eigene Attraktivität zu erhöhen. Auch Piercings und Tätowierungen sind heute sehr in Mode, obwohl sie eigentlich den Körper schädigen (Hautverfärbungen, Vernarbungen). Sie werden jedoch nicht als unnormal betrachtet, da sie gegenwärtig gesellschaftlich akzeptiert sind. Dasselbe gilt auch für gewisse Formen der Schönheitschirurgie, wie Brustvergrößerungen oder Fettabsaugung.

Erst wenn eine Verhaltensweise gesellschaftlich nicht mehr akzeptiert wird, bezeichnen wir sie als »abweichend«. In diesen Fällen wird in Bezug auf die allgemeinen Umgangsformen oder die eigenen Gesundheit eine soziale Norm übertreten – man verhält sich a-normal. In der Maori-Kultur in Neuseeland sind auffällige Tätowierungen im Gesicht Identitätsmerkmale, die die Zugehörigkeit zu einer bestimmten gesellschaftlichen Gruppe zum Ausdruck bringen. Wer in Europa einen solchen Körperschmuck trägt, wird schnell als »bizarr« oder »verrückt« angesehen. Ob ein Verhalten als normal oder unnormal gilt, hängt von der Bedeutung ab, die es im sozialen Umfeld des Betroffenen erhält. Auch die Charakterisierung als selbstfürsorgliches oder selbstschädigendes Verhalten hängt entscheidend von der Bedeutung ab, die es innerhalb des sozialen Kontexts oder der Subkultur der jeweiligen Person hat.

Wenn ich meine Haut mit einer Nadel durchsteche, um mir einen chemischen Stoff zu injizieren, kann dieses Verhalten sowohl selbstfürsorglich als auch selbstschädigend sein: je nachdem ob ich ein »Patient« bin, der seine Diabeteserkrankung mit Insulin behandelt, ein »Süchtiger«, der sich einen Heroinschuss setzt, oder ein Mensch, der sich eine giftige Substanz unter die Haut spritzt, um sich damit selbst zu schädigen.

Selbstschädigung und Selbstverletzung

Der Begriff *Selbstschädigung* (*self-harm*) ist weitreichender als der Begriff Selbstverletzung und schließt alle Verhaltensweisen ein, die der eigenen Gesundheit und dem eigenen Wohlergehen schaden. Es handelt sich dabei sowohl um direkte Schädigungen, beispielweise um Selbstverletzungen durch Schnitte, als auch um indirekte Schädigungen der eigenen Gesundheit, wie Rauchen, Alkohol- oder Drogenmissbrauch oder Abmagerung. Bestimmte Formen der Selbstfürsorge und Selbstschädigung können sich überschneiden (siehe Abb. 1.1). So kann auch eine übertriebene Körperhygiene wie unnötig häufiges Waschen mit Seife gesundheitsschädlich sein. In vielen Fällen können Operationen medizinisch erforderlich sein oder die Attraktivität eines Menschen erhöhen, doch letztlich können auch sie Schaden anrichten. Auch die Tatsache, dass manchen Menschen viel häufiger Unfälle passieren als anderen, ist in diesem Zusammenhang erwähnenswert. Unfälle können einerseits unabsichtlich geschehen, andererseits aber auch auf ein unnötig riskantes Verhalten zurückzuführen sein, also auf ein Verhalten, dass man ebenfalls als selbstschädigend betrachten kann.

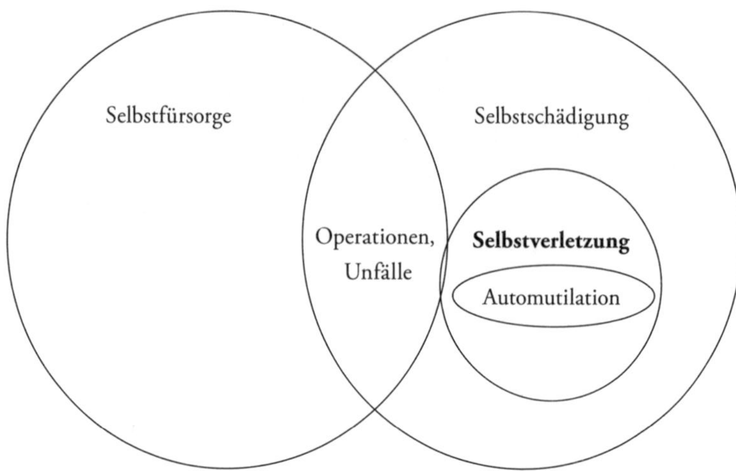

Abb. 1.1 *Das Verhältnis zwischen Selbstfürsorge, Selbstschädigung, Selbstverletzung und Automutilation.*

Eine spezielle Form der Selbstschädigung ist die *Selbstverletzung* (*self-injury*). Dabei handelt es sich um ein sozial nicht akzeptiertes Verhalten, mit dem sich eine Person vorsätzlich und unmittelbar physisch verletzt, ohne die Absicht zu verfolgen, sich das Leben zu nehmen.

Diese Definition beinhaltet drei Elemente:

1. Wir sprechen hier über *sozial nicht akzeptiertes* Verhalten, also über ein Verhalten, das innerhalb der Gesellschaft oder der Kultur der sich selbst verletzenden Person nicht akzeptiert wird. Nach diesem Kriterium wird ein Piercing in unserer Kultur nicht mehr als Selbstverletzung betrachtet.
2. Außerdem muss es sich um *eine vorsätzliche und unmittelbare physische Verletzung* handeln. Also um eine Handlung, die direkt darauf abzielt, sich eine körperliche Wunde zuzufügen. Das kann durch Schnitte mit einem scharfen Gegenstand, durch Verbrennungen mit einer Zigarette oder durch Schläge auf den eigenen Körper geschehen. Manche Menschen reißen sich auch die Haare aus oder kauen ihre Nägel ab, bis die Fingerkuppen bluten.
3. Schließlich ist selbstverletzendes Verhalten *nicht mit einer Selbsttötungsabsicht* verbunden. Selbstverletzendes Verhalten

muss von einem Selbsttötungsversuch (suizidalem Verhalten) unterschieden werden, auch wenn sich die Grenze nicht immer scharf ziehen lässt.

Wir haben uns für den Begriff Selbstverletzung und gegen den Begriff *Automutilation* entschieden, weil letzterer wörtlich Selbstverstümmelung bedeutet und nur extreme Formen der Selbstverletzung einschließt, die eine Verstümmelung des eigenen Körpers zur Folge haben. Die meisten Formen der Selbstverletzung, die wir in diesem Buch thematisieren, sind jedoch nicht wirklich als Verstümmelung anzusehen, auch wenn sie manchmal Narben hinterlassen. In diesem Buch gehen wir daher nicht näher auf Automutilation ein.

Worin besteht der Unterschied?

Selbstverletzung gehört also in die umfassendere Kategorie der selbstschädigenden Verhaltensweisen und muss von anderen Arten der Selbstschädigung wie Suizidversuchen oder artifiziellen Störungen unterschieden werden (siehe Abbildung 1.2).

Selbstverletzung oder Selbsttötungsversuch?

Handelt es sich um eine Selbstverletzung oder einen Selbsttötungsversuch, wenn sich jemand die Pulsadern aufschneidet? Bei einem Selbsttötungsversuch geht man immer von einer Selbsttötungsabsicht aus. Die dabei entstehenden Verletzungen können so gering sein, dass sie niemals tödlich wären, auch wenn der Betroffene behauptet, er habe sich das Leben nehmen wollen. Eine Selbstverletzung kann hingegen lebensbedrohlich sein, obwohl das zu keinem Zeitpunkt in der Absicht des Betroffenen lag. Daher lässt sich beides nicht immer ganz eindeutig voneinander abgrenzen. Häufig befinden wir uns in einer Grauzone, in der es unklar ist, ob tatsächlich eine Selbsttötungsabsicht bestand, ob die Verletzung einen Hilferuf darstellte oder der Betroffene mehr Beachtung von seinem Mitmenschen hervorrufen wollte. In diesem Buch thematisieren wir ein selbstverletzendes Verhalten, dem kein bewusster Wunsch zur Selbsttötung zugrunde liegt.

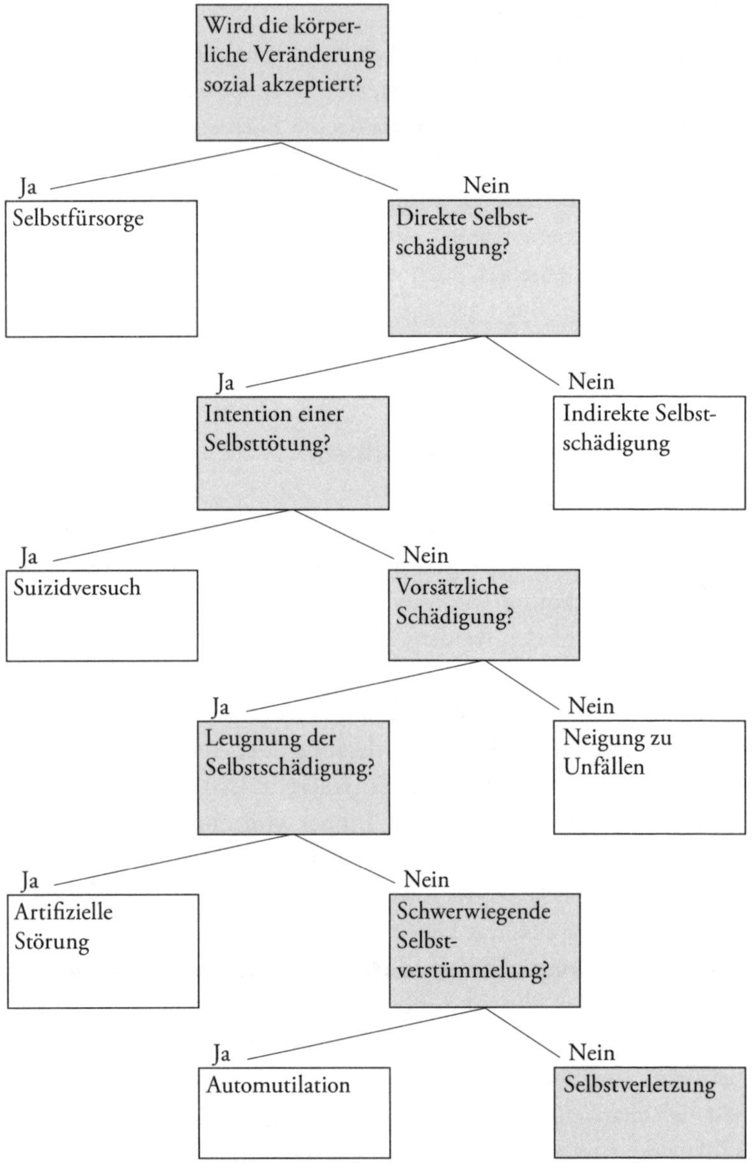

Abb. 1.2 *Entscheidungsbaum zur Unterscheidung verschiedener Arten der Selbstschädigung.*

Selbstverletzung oder artifizielle Störung?

Menschen mit einer artifiziellen Störung – die auch Münchhausen-Syndrom genannt wird – verletzen sich selbst oder führen vorsätzlich Krankheiten herbei, um medizinische Zuwendung zu erhalten. Sie imitieren dazu die Symptome einer Krankheit oder eines Leidens oder versorgen eine Wunde absichtlich schlecht. Sie schildern ausführlich den Verlauf ihrer simulierten Krankheit und verwirren damit ihre Ärzte. Dabei leugnen sie aufs Entschiedenste die Tatsache, dass sie die Verletzungen oder Symptome selbst verursacht haben. Von ihrem Arzt erwarten sie eine physische Erklärung für ihre Leiden und lehnen jeden Versuch ab, ihr Verhalten psychologisch zu erklären.

Selbstverletzendes Verhalten wird dagegen oft als Privatangelegenheit betrachtet. Selbstverletzungen werden nicht verursacht, um medizinische Zuwendung zu erhalten. Und sie werden in den meisten Fällen nicht mit einem Arzt besprochen. Auf die Frage nach der Ursache für ihre Narben reagieren Menschen, die sich selbst verletzen, oft ausweichend, indem sie zunächst Geschichten über Unfälle erfinden. Wenn man nachhakt, gestehen sie allerdings häufig ein, sich die Verletzungen selbst zugefügt zu haben. Außerdem sind sie sich des psychischen Ursprungs ihres Verhaltens meist bewusst, etwa einer psychischen Anspannung als Auslöser ihrer Selbstverletzung.

Formen der Selbstverletzung

Viele Forscher haben versucht, selbstschädigende Verhaltensweisen nach Erscheinungsformen oder Typen zu ordnen. Es wurden unterschiedliche Klassifikationssysteme vorgeschlagen:

- eine Spezifizierung nach der Art der Handlung oder der Aktion, zum Beispiel sich schneiden, kratzen, beißen oder Brandwunden zufügen.
- nach den verletzten Körperbereichen, zum Beispiel Kopf, Oberkörper, rechter Unterarm.

- nach der Häufigkeit und/oder der Dauer der Selbstverletzung innerhalb einer bestimmten Zeitspanne.
- Auch die Schwere der Selbstverletzungen kann ein Einteilungskriterium sein: die Anzahl und der Typus der Verletzungen und die Art der erforderlichen Versorgung, zum Beispiel eine Schnittwunde, die genäht werden muss.

Neben diesen rein beschreibenden Kriterien spielt auch der psychische Zustand der Betroffenen eine große Rolle. Handelt es sich um einen Menschen mit einer geistigen Behinderung, einer Entwicklungsstörung, zum Beispiel Autismus, oder einer Gehirnerkrankung? War die betreffende Person in dem Moment der Selbstverletzung sehr verwirrt, litt sie eventuell unter einer Psychose und damit unter Wahnvorstellungen oder Halluzinationen?

In diesem Buch geht es um Selbstverletzungen bei Menschen, auf die keine dieser Diagnosen zutrifft. Im Folgenden möchten wir zeigen, dass nicht die Art der Selbstverletzung, sondern der Sinn oder die Funktion, die diese Verletzung für die Betroffenen in einer bestimmten Situation und einem bestimmten Moment hat, entscheidend dafür ist, wie man mit den Personen umgehen soll. Auf psychiatrische Diagnosen, wie zum Beispiel schwere Depression, werden wir daher weitgehend verzichten, auch wenn sie für den Umgang mit Selbstverletzungen keineswegs bedeutungslos sind.

Von der Selbstschädigung bis zur Selbsttötung

Selbstschädigendes Verhalten ist ein Oberbegriff für verschiedene Verhaltensweisen, mit denen man sich selbst physischen Schaden zufügt. In manchen Fällen ist damit auch die Absicht verbunden, sich das Leben zu nehmen. Hat ein solches Verhalten den Tod zu Folge, sprechen wir von einer Selbsttötung oder einem Suizid, der oft auch als Selbstmord bezeichnet wird. Wenn der Versuch, sich das Leben zu nehmen, scheitert, zum-Beispiel weil jemand aus dem näheren Umfeld rechtzeitig eingreifen kann, sprechen wir von einem Suizidversuch. Das selbstverletzende Verhalten Jugendlicher, um das es in diesem Buch geht, ist nicht mit der Absicht verbunden, sich das Leben zu nehmen. Häufig ist es ein Signal dafür, dass es dem Betroffenen schlecht geht; es bedeutet nicht, dass der Jugendliche wirklich sterben will.

2. Wie häufig tritt selbstverletzendes Verhalten auf?

Ist selbstverletzendes Verhalten ein seltenes Phänomen, das viel Aufmerksamkeit auf sich zieht, oder tritt es häufig auf? Ist es vielleicht bloß eine neue Modeerscheinung unter Jugendlichen?

Allgemeiner Überblick

Wie oft selbstverletzendes Verhalten vorkommt, ist nicht einfach zu ermitteln. Denn die Einschätzung hängt weitgehend davon ab, wie Selbstverletzung definiert wird. Im ersten Kapitel sahen wir bereits, dass unterschiedliche Definitionen verwandt werden. In vielen Studien wird beispielsweise nicht zwischen einer Selbstverletzung und einem Suizidversuch unterschieden. Sie treffen daher eigentlich Aussagen über selbstschädigendes Verhalten (siehe Abb. 1.1); die ermittelten Häufigkeiten sind viel zu hoch. Andere Studien beschränken sich dagegen auf einen bestimmten Typ von Selbstverletzung, wie Schnittverletzungen oder Verbrennungen, und liefern daher viel zu niedrige Zahlen. Neben dem Definitionsproblem wird eine korrekte Einschätzung auch durch die Tatsache behindert, das es vielen schwerfällt, selbstverletzendes Verhalten einzugestehen. Scham spielt bei zahlreichen Betroffenen sicherlich eine Rolle. Es ist anzunehmen, dass sie dieses Problem in einem persönlichen Gespräch oder einem Interview nur ungern ansprechen. Wahrscheinlich ist es einfacher, einen anonymen Fragebogen auszufüllen; so könnten aus schriftlichen Umfragen vielleicht bessere Einschätzungen gewonnen werden. Die Häufigkeit von Selbstverletzungen richtig einzuschätzen, ist, kurz gesagt, äußerst schwierig. Daher müssen wir vorsichtig sein, wenn wir Zahlen aus unterschiedlichen Studien vergleichen.

In den vorliegenden Studien sind folgende bedeutsame Trends erkennbar:

- Bei Erwachsenen, die in die Psychiatrie aufgenommen werden, liegt die Zahl der Selbstverletzungen zwischen 4 und 20 %.
- Bei Heranwachsenden, die in die Psychiatrie aufgenommen werden, liegt die Zahl viel höher: zwischen 40 und 61 %.
- In allen vergleichenden Studien kommt selbstverletzendes Verhalten bei Frauen viel häufiger vor als bei Männern; im Durchschnitt besteht ein Verhältnis von 8 zu 1.

Zahlen

Zahlen für Flandern

Im Jahr 2001 wurde 4500 west- und ostflämischen Schülern (50,6 % Jungen und 49,4 % Mädchen) zwischen 14 und 17 Jahren innerhalb einer europaweiten Studie ein Fragebogen vorgelegt, der unter anderen nach dem Auftreten von Suizidgedanken und selbstschädigendem Verhalten fragte.[1] Die Zahlen in der Tabelle 2.1 beziehen sich daher auf selbstschädigendes Verhalten, Selbstverletzungen sind davon nur ein Teilbereich.

	Jungen	**Mädchen**	**Insgesamt**
Einmal	5,3 %	11,0 %	8,1 %
Mehrmals	2,7 %	7,3 %	5,0 %
Insgesamt	8,0 %	18,3 %	13,1 %

Tabelle 2.1 *Hast du jemals zu viele Tabletten geschluckt oder dich selbst auf andere Weise geschädigt, zum Beispiel mit einem Messer?*

Die Schüler wurden gefragt, ob sie jemals vorsätzlich zu viele Tabletten geschluckt oder sich auf andere Weise körperlich zu schädigen versucht hatten, etwa mit einem Messer. Die große Mehrheit (86,6 %) der Schüler beantwortete die Frage negativ, 8,1 % gaben an, einmal auf diese Weise gehandelt zu haben, 5 % gaben an, dass es sich mehrmals ereignet hätte. Das bedeutet, 13,1 % der Befragten hatten sich irgendwann selbstschädigend verhalten. 20,3 % der Schüler schrieben, das letzte Mal läge nicht länger als einen Monat zurück. Bei 45,7 % war seither mehr als ein Monat und weniger als Jahr vergangen, bei 34 % mehr als ein Jahr. In 14,7 % der Fälle waren die Betroffenen aufgrund ihres selbstschädigenden Verhaltens in ein Krankenhaus eingeliefert worden. Die Frage, ob sie sich jemals wirklich das Leben nehmen wollten, als sie zu viele Tabletten geschluckt oder sich auf andere Weise körperlich zu schädigen versucht hatten, beantworteten 50,1 % mit »Ja«.

Die Auswertung der Resultate zeigt einen deutlichen Unterschied zwischen Jungen und Mädchen: 18,3 % der Mädchen, aber nur 8 % der Jungen gaben an, sich irgendwann selbstschädigend verhalten zu haben. Auch hinsichtlich des Alters bestehen erhebliche Differenzen. Es zeigt sich, dass unter den Befragten (zwischen 14 und 17 Jahren) mit steigendem Alter auch die Fälle von selbstschädigendem Verhalten zunehmen. Von den 14-Jährigen berichten nur 8,5 % von selbstschädigenden Verhaltensweisen, von den 17-Jährigen hingegen 17,8 %.

	14 Jahre	**15 Jahre**	**16 Jahre**	**17 Jahre**	**Insgesamt**
Einmal	5,9 %	8,1 %	8,0 %	10,8 %	8,1 %
Mehrmals	2,6 %	4,8 %	5,3 %	7,0 %	5,0 %
Insgesamt	8,5 %	12,9 %	13,3 %	17,8 %	13,1 %

Tabelle 2.2 *Angaben nach Altersgruppen*

Zahlen für die Niederlande

Von den 4377 niederländischen Jugendlichen, die nach selbstschädigenden Verhaltensweisen befragt worden waren (»Hast du jemals vorsätzlich zu viele Tabletten geschluckt oder dich auf andere Weise körperlich zu schädigen versucht, etwa mit einem Messer?«), gestanden 5,5 % ein solches Verhalten ein. 5,9 % der Mädchen und

2,5 % der Jungen hatten sich schon einmal absichtlich selbstschädigend verhalten. Verglichen mit anderen Ländern ist der Prozentsatz in den Niederlanden in nahezu allen Altersgruppen am geringsten.[2] In Belgien und England fallen die Werte in der Altersgruppe der 15- bis 16Jährigen am ungünstigsten aus.

Die Universität Leiden hat erforscht, wie viele Patienten sich 1999 infolge von Selbstverletzungen in Notaufnahmen medizinisch behandeln ließen.[3] Umgerechnet auf die Gesamtbevölkerung waren es 0,1 %. Dabei handelt es sich allerdings häufig um gravierende Verletzungen, die dringend einer medizinischen Versorgung bedurften. Aus diesen Zahlen lässt sich daher kaum auf die Gesamtzahl der Niederländer schließen, die sich in irgendeiner Form selbst verletzten. Aus einer Studie mit Niederländerinnen resultierte, dass es im Hinblick auf selbstschädigendes Verhalten einen deutlichen Unterschied ausmachte, ob die Frauen zuvor Opfer sexuellen Missbrauchs geworden waren oder nicht: Selbstschädigendes Verhalten war bei 4 % der Frauen ohne Missbrauchserfahrungen und bei 9 % der Frauen mit einer Vorgeschichte sexuellen Missbrauchs aufgetreten.[4]

Zahlen für Deutschland und die USA

Eine Arbeitsgruppe um Paul Plener[5] von der Klinik für Kinder- und Jugendpsychiatrie und -psychotherapie der Universität Ulm hat die Häufigkeit von nicht-suizidalem selbstverletzendem Verhalten und von Selbsttötungsversuchen von Jugendlichen in Deutschland und den USA untersucht. Die Studie wurde mit 665 Schülern zwischen 14 und 17 Jahren mithilfe von Fragebögen durchgeführt. Etwa ein Viertel der Befragten (25,6 %) gab an, sich mindestens einmal in ihrem Leben selbst verletzt zu haben. 9,5 % der Jugendlichen erklärten, sich wiederholt, mindestens viermal, selbst verletzt zu haben. Mädchen sind dieser Studie zufolge mehr als doppelt so oft betroffen wie Jungen. Von einem Suizidversuch in der Vergangenheit berichteten 6,5 % der Teilnehmer. Zwischen der Häufigkeit in Deutschland und den USA wurden keine statistisch signifikanten Unterschiede festgestellt. Die Autoren ziehen daraus die Schlussfolgerung, dass selbstverletzendes Verhalten ein weltweites Phänomen darstellt.

Piercing

Unter Piercing (to pierce = durchbohren, durchstechen) versteht man der Winkler-Prins-Online-Encyclopedie zufolge »im weitesten Sinne das Anbringen aller möglichen funktionslosen Gegenstände am menschlichen Körper, wobei Haut und anderes Körpergewebe durchstochen werden. Im engeren Sinne versteht man unter Piercing entsprechend dem heutigen Modetrend das Befestigen von Metallringen oder Stiften an verschiedenen Körperteilen, vor allem im Gesicht, an den Ohren, der Zunge oder den Genitalien. Ebenso wie andere Formen des Körperschmucks – zum Beispiel Bemalungen, Tätowierungen oder ein durch Ritzen erzeugter Narbenschmuck – hat Piercing in vielen Kulturen weltweit eine lange Tradition. Je nach Kulturkreis gilt ein Piercing als Körperschmuck, als Teil ritueller Handlungen oder als Träger sozialer Informationen. Piercings können beispielsweise den erfolgreichen Übergang in den Erwachsenenstatus oder die Zugehörigkeit zu einer bestimmten sozialen Gruppe zum Ausdruck bringen. In den modernen westlichen Gesellschaften ist das Piercen des Körpers vor allem ein Zeichen individuellen Selbstausdrucks. In der Punkbewegung galt das Durchstechen der Wangen mit Sicherheitsnadeln noch als Zeichen des Protests gegen soziale Normen und als Mittel, andere zu schockieren. Heute sind Piercings zu einem gesellschaftlich weitgehend akzeptierten Element der persönlichen Körperkultur geworden.«[6]

Modeerscheinung oder neuer Kult?

Dass sich in Deutschland ein Viertel aller Schüler zwischen 14 und 17 Jahren schon einmal absichtlich selbst verletzt haben, ist beunruhigend. Bemerkenswert ist auch, dass 90 % aller Selbstverletzungen in der Pubertät stattfinden. Die meisten Jugendlichen beginnen damit in einem ungefähren Alter von 14 Jahren. Wenn rechtzeitige, geeignete Hilfestellungen ausbleiben, nehmen die Selbstverletzungen mit dem Alter an Schwere und Häufigkeit zu. Ist Selbstverletzung ein neuer Kult oder eine Modeerscheinung?

Offenbar gewinnen Selbstverletzungen bei Jugendlichen allmählich eine »spezielle« Bedeutung. Heleen Peverelli bemerkt dazu in einem Artikel mit dem sprechenden Titel: *Krassen in je lijf: noodkret of modegril?* (Den eigenen Körper ritzen: Hilfeschrei oder Modetrend?): »Wie man den lebhaften Diskussionen im Internet und in der Presse entnehmen kann, sind es heute nicht mehr nur Mädchen mit massiven Problemen, die sich insgeheim in die Arme schneiden. Sich selbst zu schädigen, ist zu einer spektakulären Möglichkeit geworden, Aufmerksamkeit zu erregen.« [7]Auch nach Auffassung von Jonneke Ravenhorst, die durch eigene Erfahrung zur Expertin wurde, hat selbstschädigendes Verhalten bei Jugendlichen stark an Bedeutung gewonnen. Ravenhorst, die regelmäßig in Schulen über dieses Phänomen informiert, beobachtet bei Jugendlichen das Entstehen einer neuen Subkultur, die offenbar auch mit dem »Gothictrend« zusammenhängt, einem Musik- und Lebensstil, in dem die Farbe Schwarz dominiert.

Manche Jugendliche bilden eine Clique, in der sich alle den Namen einer Band oder eines Sängers in die Arme ritzen. Die Hemmschwelle, sich selbst bis aufs Blut zu verwunden, wird offensichtlich immer niedriger. Ravenhorst findet es beunruhigend, dass es für Jugendliche, die ernste Schwierigkeiten mit selbstverletzendem Verhalten haben, noch schwieriger wird, diese zu äußern, da sie befürchten, als »Wichtigtuer« zu gelten.

Solche Aussagen erinnern uns stark an das Problemfeld der Essstörungen, wie Anorexia nervosa und Bulimie, das häufig mit dem Schlankheitskult in Verbindung gebracht wird.[8] Selbstverständlich spielt bei der Entstehung von Essstörungen der Wunsch, schlank und damit nach dem aktuellen Ideal schön zu sein, eine große Rolle, doch bei Essstörungen geht es um mehr als nur um einen Modetrend. Sie beruhen unter anderem auf persönlicher Unsicherheit, Minderwertigkeitsgefühlen oder Schwierigkeiten beim Erwachsenwerden. Ein negatives Selbstbild findet seinen Ausdruck in einem negativen Körperbild. Menschen, die über die Grenzen der Normalität hinweg abmagern, bringen ein inneres Problem zum Ausdruck. Dieses Verhalten kann ein Hilfeschrei sein und darf nicht als ein Buhlen um Aufmerksamkeit abgetan werden.

Ähnliches gilt auch bei selbstverletzendem Verhalten. Möglicherweise gibt es heute kulturelle Tendenzen, die ein solches Verhalten verstärken. Das bedeutet jedoch nicht, dass es für die meisten Jugendlichen bei selbstverletzendem Verhalten nur darum geht, »in« zu sein. Im Folgenden möchten wir deutlich machen, dass es sich bei selbstverletzendem Verhalten um eine spezielle Körpersprache handelt, die unterschiedliche Probleme zum Ausdruck bringen kann.

3. Selbstverletzung: Warum?

Normalerweise versuchen wir, Schmerzen möglichst zu vermeiden. Und bei einem Unfall befürchten wir, dass Narben zurückbleiben. Warum fügen sich dann aber manche Menschen absichtlich Schmerzen zu? Warum verletzen sie sich, obwohl sie wissen, dass dadurch neue Narben entstehen? Solche Fragen sind nicht einfach zu beantworten, weil sich für dieses Verhalten selten eine einzige klare Ursache finden lässt. Die Erklärung liegt nicht immer auf der Hand. Meistens suchen wir die Gründe dafür in Geschehnissen, die einer solchen Tat oder einem solchen Handeln vorausgegangen sind. Doch wie können wir sicher sein, dass in ihnen wirklich die Ursache liegt? Wenn es wiederholt zu Selbstverletzungen kommt, können wir untersuchen, ob sich in diesem Verhalten ein Muster zeigt. Bestimmte Zustände erhöhen die Gefahr einer Selbstverletzung, wir nennen sie Risikofaktoren. Andere dienen als Auslöser, auch Trigger genannt. Doch häufig wirken dabei mehrere Faktoren zusammen. Darüber hinaus könnte die wichtigste Erklärung für selbstverletzendes Verhalten auch in seinen Auswirkungen zu finden sein. Statt nach den Ursachen des Verhaltens zu suchen, betrachten wir daher seine Effekte: Was wird damit bewirkt? Wir betrachten also die »Funktionen« oder die Bedeutungen von selbstverletzendem Verhalten.

Warum betrifft es häufiger Jugendliche?

In diesem Buch geht es nicht ohne Grund vorrangig um Jugendliche. Denn selbstverletzendes Verhalten tritt am häufigsten in der Adoleszenz auf und setzt meistens vor dem achtzehnten Lebensjahr ein. Die tiefgreifenden körperlichen, psychischen und sozialen Veränderungen, die sich in dieser Lebensphase ergeben, machen Jugendliche dieses Alters für viele – meistens vorübergehende – Probleme besonders anfällig.[9] Wegen der deutlichen physischen Veränderungen, die mit dem Einsetzen der Pubertät beginnen, müssen sie sich an einen »neuen« Körper mit individuellen sexuellen Merkmalen gewöhnen. Diese Zeit kann verwirrende Erfahrungen und Zweifel an der eigenen Identität mit sich bringen. Jugendliche müssen im Spannungsfeld von Ideal und Realität ihr Selbstbild entwickeln. Oft ringen sie mit einem Konflikt zwischen ihrem Gefühl, wer oder wie sie sind, und ihrem Wunsch, wer oder wie sie sein möchten. Das Überschätzen und Unterschätzen der eigenen Stärken und Schwächen ist mit starken Stimmungsschwankungen verbunden. Natürlich spielt das Umfeld – die Familie, Gleichaltrige und die Schule – in dieser Lebensphase eine wichtige Rolle. Auf der Suche nach Individualität und Selbständigkeit möchten sich die Heranwachsenden aus dem elterlichen Einflussbereich lösen. Zugleich suchen sie aus dem Bedürfnis nach Zugehörigkeit heraus Anschluss an das Denken und die Lebensweise Gleichaltriger. Die vielen Veränderungen auf körperlichem, psychischem und sozialem Gebiet gehen unweigerlich mit Stress, einem ständigen Auf und Ab und Unsicherheit einher. Auch wenn viele Hürden zu meistern sind, gelingt es doch einem Großteil der Jugendlichen – auch dank eines stabilisierenden sozialen Netzwerks aus Familienangehörigen und Freunden – mit diesen Schwierigkeiten auf eine gesunde Weise umzugehen. Bei manchen Jugendlichen gerät die Situation jedoch aus unterschiedlichen Gründen außer Kontrolle, sodass etliche Probleme auftreten: Drogen- und Alkoholmissbrauch, Essstörungen, Depressionen, Selbsttötungsversuche oder Selbstverletzungen.

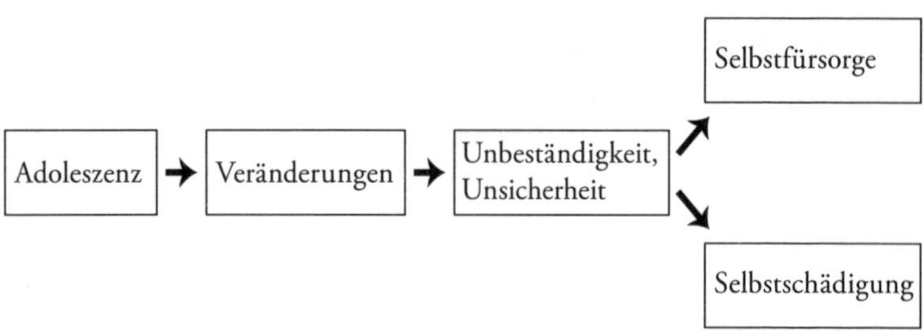

Abb. 3.1. *Umgang mit Veränderungen in der Adoleszenzphase*

Risikofaktoren und Trigger

Die Adoleszenz ist zwar eine heikle Phase, in der alle möglichen Probleme auftauchen können, aber selbstverletzendes Verhalten zeigt sich nur bei einer Minderheit der Heranwachsenden. Neben der Unbeständigkeit und Unsicherheit dieser Lebensphase müssen bei ihnen noch andere Faktoren im Spiel sein, die das Risiko, sich selbst zu verletzen, erhöhen. Solche Faktoren können zum Beispiel ein impulsives Temperament, psychische Probleme wie Depressionen, Alkohol- und/oder Drogenmissbrauch oder Essstörungen und negative Lebenserfahrungen wie Mobbing, familiäre Konflikte, Traumata sein.

Charakter und Temperament

Jugendliche mit einem *impulsiven Charakter oder Temperament* tendieren häufig zu selbstverletzendem Verhalten. Sie tun oft etwas, ohne nachzudenken, nach dem Motto: erst handeln, dann denken. Wenn sie eine starke Neigung, einen Drang oder Impuls zum Handeln verspüren, geben sie dem sofort nach, ohne sich viele Gedanken über mögliche negative Konsequenzen zu machen. Viele dieser Jugendlichen suchen nach einem Kick oder einer spannenden Erfahrung und haben eine Vorliebe für Hobbies, die mit einer gewissen Gefahr verbunden sind, wie Bungeejumping oder Snowboarden auf gesperrten Skipisten. Diese »Sensationssucher« balancieren immer auf der Grenze zwischen gefährlichem und ungefährlichem Verhalten. Solche impulsiven Jugendlichen entwickeln im Erwachsenenalter manchmal eine schwerwiegende Persönlichkeitsstörung, die man *Borderline* nennt. Menschen mit einer Borderline-Persönlichkeitsstörung zeichnen sich durch impulsives Verhalten aus und leiden unter heftigen Stimmungsschwankungen mit vielen Ups und Downs. Ihr Selbstbild ist von starken Selbstzweifeln geprägt und ihre Beziehungen sind unstet. Oft kann man einen Wechsel zwischen Verherrlichung auf der einen Seite und Hass auf die Eltern oder den Partner auf der anderen Seite beobachten. Auch gegenüber Freunden, die man einerseits für sich gewinnen will, andererseits dann aber auch wieder zurückweist, herrschen ambivalente Gefühle vor.

Psychische Probleme

Außer bei den bereits erwähnten Persönlichkeitsproblemen kommt es auch *in depressiven Phasen* verstärkt zu Selbstverletzungen. Natürlich denkt man hier zunächst an das erhöhte Risiko eines Selbsttötungsversuchs.[10] Bei Jugendlichen kommt es relativ oft zu Selbsttötungsversuchen, auch wenn es sich dabei meist um eine Art Hilferuf handelt. In einem Moment der Niedergeschlagenheit, in dem negative Gedanken aufkommen (»Ich bin nichts wert«, »Niemand mag mich«, »Ich bin ein Versager«), entsteht ein Gefühl der Aussichtslosigkeit. Darauf reagieren Jugendliche in manchen Fällen mit einer Art Wut auf sich selbst, indem sie sich ritzen oder schneiden. Vielleicht schießt ihnen in diesem Moment auch der Gedanke durch den Kopf: »Ich wäre lieber tot«. Doch wir werden sehen, dass leichte Formen der Selbstverletzung gerade dazu dienen, sich von solchen negativen Gedanken zu befreien oder sie zu unterdrücken.

Ein schneller Griff zu *Alkohol oder Drogen* kann an depressive Phasen gekoppelt sein: Genussmittel dienen in diesen Fällen dazu, vorübergehend aufputschend oder betäubend zu wirken. Dieser Umgang mit Alkohol und Drogen kann aber auch ein Zeichen für die Impulsivität sein, mit der manche Jugendliche nach einer unmittelbaren Befriedigung suchen, ohne an mögliche schädliche Auswirkungen zu denken. In manchen Drogenmilieus bilden Tätowierungen und Piercings eine Art äußere Zeichen, die die Zugehörigkeit zu einer bestimmten Gruppe oder Clique signalisieren. Auch Narben, die vom Ritzen zurückbleiben, können ein solches Zeichen sein. Der Missbrauch oder die Abhängigkeit von Drogen und/oder Alkohol können das Risiko einer Selbstverletzung in Problemsituationen ebenfalls erhöhen.

Und schließlich beobachten wir selbstverletzendes Verhalten häufiger bei Jugendlichen mit *Essstörungen*, besonders mit Bulimie.[11] Dabei handelt es sich um Mädchen (und nur äußerst selten um Jungen), die mit ihrem Aussehen, genauer gesagt, mit ihrem Gewicht unzufrieden sind und daher hartnäckig abzunehmen versuchen. Bei einer kleinen Gruppe entgleist dieses Abnehmen zu einem ausgeprägten Abmagern (Anorexia nervosa). Viele können eine so strenge Diät allerdings nicht durchhalten und werden von einem unbeherrschbaren Heißhunger heimgesucht. Nach ihren Essattacken (Bulimie) versuchen sie, die zugeführten Mengen an Nahrungsmitteln wieder loszuwerden, indem sie erbrechen und Abführmittel einnehmen. Dieses Verhalten ist meist mit einem negativen Selbstbild und einem Minderwertigkeitsgefühl verbunden. Aus Wut auf sich selbst (»Ich bin viel zu dick«, »Ich kann meinen Appetit nicht zügeln«) beginnen manche, sich selbst zu verletzen. Übermäßige oder zu geringe Nahrungsaufnahme (Essstörung) und Alkohol- und/oder Drogenmissbrauch können übrigens auch als eine Form selbstschädigenden Verhaltens betrachtet werden, das in den meisten Fällen dem Zweck dient, negative Gefühle loszuwerden oder sie zu betäuben.

Negative Erfahrungen

Viele Jugendliche, die sich selbst verletzen, haben eine von negativen Erfahrungen geprägte Vorgeschichte. Manche wurden in der Schule wegen bestimmter körperlicher Merkmale (Gewicht, Aussehen, Haarfarbe) schikaniert. Andere kommen aus Familien mit gravierenden Problemen. Sie wurden als Kinder vernachlässigt oder hatten das Gefühl, an allen Schwierigkeiten, wie den Konflikten zwischen den Eltern oder der Ehescheidung, schuld zu sein. Einige waren Zeugen oder Opfer physischer Gewalt. Und nicht zuletzt gibt es auch Fälle von sexuellem Missbrauch. Manche fühlen sich für den Missbrauch mitverantwortlich (»Ich hätte ausreißen sollen«; »Ich hätte deutlicher nein sagen sollen.«) und wagen es deshalb nicht, jemandem davon zu erzählen; oder sie halten es geheim, weil der Täter sie mit allen möglichen Drohungen zum Schweigen zwingt. Diese Jugendlichen haben oft – zu Unrecht – das Gefühl, sie seien an dem Missbrauch Schuld und könnten die Geschehnisse mit niemandem besprechen. Aus Schuldgefühlen, Wut oder Ekel nehmen sie daher Zuflucht zu selbstverletzendem Verhalten, um sich selbst zu bestrafen oder ihre negativen Gefühle vorübergehend loszuwerden.

Funktionen der Selbstverletzung

Aus dem Vorangehenden wird deutlich, dass viele Faktoren darüber entscheiden, warum manche Jugendliche sich als Reaktion auf Probleme oder schwierige Situationen selbst verletzen und andere Zuflucht bei Alkohol oder Drogen suchen. Dennoch bleibt es schwierig vorherzusagen, welche Jugendlichen sich tatsächlich selbst verletzen werden. Wenn es passiert ist, sollten wir uns vor allem den Auswirkungen zuwenden, die dieses Verhalten auf den Jugendlichen und vielleicht auch auf die Menschen in seinem Umfeld hat – falls diese darüber Bescheid wissen. Wir richten unser Augenmerk also nicht auf die vorangegangenen Ursachen, sondern auf die direkten Folgen der Selbstverletzung. Aus ihnen können wir ableiten, welche – vielleicht unbewusste – Absicht der Jugendliche damit verfolgt, wenn er sich selbst schneidet, Brandwunden zufügt oder schlägt. Wir suchen also nach dem Sinn oder der Funktion dieses Verhaltens. Je stärker die positive Auswirkung – die Belohnung – seines Verhaltens für ihn ist, desto größer ist die Wahrscheinlichkeit, dass er dieses Verhalten später wiederholen wird. Das ist ein einfaches Gesetz der Lerntheorie: Will man ein Verhalten fördern, sorgt man dafür, dass es eine belohnende Wirkung hat.

Das Verhalten kann mittels Genuss, Befriedigung oder »Kick« direkt »belohnt« werden. Es kann sich aber auch indirekt positiv auswirken, weil mit seiner Hilfe Negatives eingedämmt oder vermieden wird. Man verringert also ein zuvor bestehendes unangenehmes Gefühl, wie Anspannung, Niedergeschlagenheit oder Einsamkeit, indem man sich selbst verletzt. Diese direkte oder indirekte Belohnung ist ein Grund dafür, warum ein bestimmtes Verhalten schnell zur Gewohnheit oder Sucht werden kann. In Abb. 3.2 sind die bekanntesten Funktionen von selbstverletzendem Verhalten entsprechend ihrer Auswirkung auf die handelnde Person von stark positiven (belohnenden) bis hin zu stark negativen (bestrafenden) Effekten angeordnet.[12] Manchmal kann die Wirkung kurzfristig positiv, auf lange Sicht aber negativ sein, oder es ergeben sich beiderlei Effekte.

Die wichtigsten Konsequenzen von Selbstverletzungen werden wir im Folgenden besprechen: Es sind Entspannung, Bestätigung, Stimulation, Bestrafung und Selbstzerstörung.

Positiver Effekt

Entspannung

Bestätigung

Stimulation

Bestrafung

Selbstzerstörung

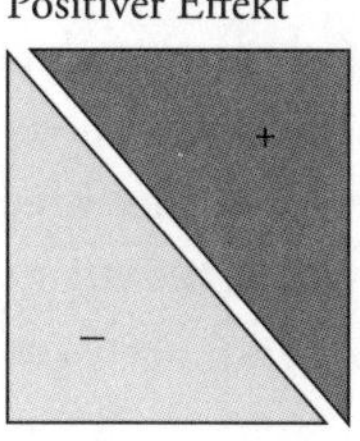

Negativer Effekt

Abb.3.2 *Funktionen von Selbstverletzung*

Entspannung

Die häufigste Funktion von Selbstverletzungen ist ein unmittelbar entspannender Effekt. Man fühlt sich in einem bestimmten Moment sehr wütend, angespannt, traurig oder ängstlich und erlebt direkt ein Gefühl der Erleichterung und Entspannung, wenn man sich selbst schneidet oder sich Brandwunden zufügt. Die Wirkung ist aber nur von kurzer Dauer. Nach einer gewissen Zeit kehren die unangenehmen Gefühle zurück oder die negativen Folgen der Selbstverletzung treten ins Bewusstsein, zum Beispiel eine blutende Wunde oder einer hässliche Narbe.

> *Ich schnitt mit einem Kartoffelschälmesser in meinen Oberarm, weil ich mit meinen Gefühlen nicht mehr ein noch aus wusste. Sie suchten nach einem Ausweg, ich wollte sie loswerden, denn die Anspannung war zu groß. Gefühle, die sich über Tage aufgestaut hatten. Danach ließ die Anspannung kurz nach … ich war etwas ruhiger, andererseits aber auch sehr traurig. Ich weinte, weil das auch keine Lösung war. Jetzt bin ich auch noch wütend auf mich selbst.*

> *Nach einem Streit mit meinem Freund habe ich mit dem Fuß gegen die Wand gestampft. Ich trat zu, weil ich mich ohnmäch-*

tig fühlte. Mein Freund kann besser mit Worten umgehen, sodass ich nicht gegen ihn ankomme, das bringt mich jedes Mal aus der Fassung.

Neben dieser Möglichkeit, sich direkt »abzureagieren«, kann selbstverletzendes Verhalten auch ein Weg sein, unangenehme oder beängstigende Erinnerungen zu verscheuchen, die mit früheren negativen Erfahrungen wie Mobbing oder sexuellem Missbrauch in Zusammenhang stehen. Indem man sich selbst verletzt und sich Schmerzen zufügt, lenkt man seine Aufmerksamkeit von diesen Erinnerungen ab.

Ich schnitt mir die Pulsadern auf. Es blutete stark. Das Schneiden beruhigte mich. Es betäubte mich, genauso wie das Essen. Man ist kurz mit seinem Kopf irgendwo anders, nicht mehr bei den unaufhörlich kreisenden Gedanken und den Bildern, die einem durch den Kopf schießen, und nicht mehr bei dem elenden Gefühl, das man bei alledem hat. Als ich sah, was ich angerichtet hatte, fühlte ich mich schuldig.

Ich habe angefangen, mich zu ritzen, weil ich diesen ganzen Missbrauch nicht mehr aushielt, ich hatte sogar Alpträume deswegen. Der Missbrauch fand auch immer abends oder nachts statt.

Ich ritzte mir mit einem scharfen Stück Eisen in die Ober- und Unterarme. Ich konzentrierte mich auf das Blut; so fühlte ich mich wie in einem Rausch, der alle anderen Gefühle überdeckte.

Bestätigung

Selbstverletzendes Verhalten ruft bei Außenstehenden vielerlei Reaktionen hervor, von Abscheu bis zu großer Besorgnis. Wenn man sich selbst in Anwesenheit anderer verletzt oder später die Wunden in auffallender Weise vorzeigt, kann das eine spezielle Bedeutung haben: Manche Jugendlichen, die sich selbst verletzen, wollen schockieren oder provozieren, andere hoffen auf Beachtung oder

Besorgnis. Selbstverletzung ist in vielen Fällen eine negative Form, Aufmerksamkeit zu erlangen.

Nach einem heftigen Streit mit meiner Mutter lief ich ins Bad und begann, mir mit einer Schere in den Arm zu ritzen. Ich ließ die Tür offen und hoffte, dass sie käme, um nach mir zu sehen, und dass sie sich dann schuldig fühlen und mich trösten würde.

Ich schämte mich nicht wegen meiner Narben und lief in der Schule mit nackten Armen herum. Dann merkte ich, dass meine Klassenkameraden mich anstarrten und über mich redeten. Wenn ich bedenke, wie ich auf diese Weise die Aufmerksamkeit auf mich zog, schäme ich mich heute doch sehr für dieses kindische Verhalten.

Ähnlich wie nicht ganz ernst gemeinte Suizidversuche kann auch selbstverletzendes Verhalten als ein Hilfeschrei betrachtet werden. Statt Worten verwendet man eine Art Körpersprache, um Aufmerksamkeit, Fürsorge oder Schutz einzufordern. Man macht deutlich, dass es einem schlecht geht, und signalisiert wortlos, dass man Hilfe braucht. Mit derartigen Selbstverletzungen bringt man zum Ausdruck, dass man »etwas wert sein« will, dass man »dazugehören« und »wichtig sein« will. Es geht, mit anderen Worten, um das Bedürfnis nach Selbstbestätigung. Doch leider wirkt sich die Selbstverletzung oft gegenteilig aus: Menschen im Umfeld der Betroffenen finden dieses Verhalten absonderlich und verrückt und reagieren ablehnend darauf (»Warum tust du so etwas?«).

Ich verletzte mich selbst schon seit ein paar Monaten. Ich schäme mich entsetzlich, aber ich traue mich nicht, es jemandem zu erzählen. Ich habe schreckliche Angst, dass es bloß als eine Masche aufgefasst wird, die Aufmerksamkeit auf mich zu lenken, aber das ist es überhaupt nicht!

Für manche Jugendliche ist Selbstverletzung auch eine Möglichkeit, sich selbst und/oder anderen zu zeigen, wie stark oder cool sie doch sind. In Jugendcliquen kann eine Selbstverletzung sogar eine

Art Aufnahmebedingung und eine Möglichkeit sein, seine Zugehörigkeit zur Gruppe zu demonstrieren. Anderen dient selbstverletzendes Verhalten als Chance, sich selbst zu »beweisen«, indem sie versuchen, immer stärkere Schmerzen auszuhalten, und so zeigen, dass sie »doch etwas wert sind«.

> *Ich will mich verbrennen, weil ich hässlich bin, ich will es fühlen. Ich kann die Schmerzen aushalten und mich durchbeißen. Ich will spüren, wer ich bin. Ich tue das, und niemand kann mich davon abhalten, das ist allein meine Sache!*

Stimulation

Manchmal wird Selbstverletzung dazu genutzt, genau das Gegenteil von Entspannung, unserer erstgenannten Funktion, zu bewirken: Man will sich damit gerade nicht entspannen, sondern sich selbst stimulieren, sich anregen, aufputschen. Oft spielt dabei das Schmerzgefühl oder der Anblick von Blut eine wichtige Rolle. Durch die Selbstverletzung gelingt es dem Jugendlichen, sich »aufzuwecken« und wieder in die Realität zurückzukehren. Wenn er sich – zum Beispiel weil er sich an furchtbare Erfahrungen erinnert – betäubt oder wie in einem Rausch oder einer Trance fühlt, versucht er, durch eine Selbstverletzung wieder völlig zu Bewusstsein zu kommen (»Ja, ich lebe, ich bin im Hier und Jetzt«).

> *Nach einer Dreiviertelstunde Weinen und Wegdämmern suchte ich einen Weg, um wieder zu mir zu kommen. Ich schnitt mich mit einem möglichst scharfen Messer. Wenn es schlimm ist, hilft nur der Anblick von Blut.*

Selbstverletzung kann auch dazu dienen, den eigenen Körper und die eigene Identität zu spüren. In einem Zustand der Verwirrung fühlt man durch den Schmerz wieder, wer man ist.

> *Ich habe mir ein Messer gegriffen und damit in meine Augenbraue geschnitten. Das tat aber nicht weh. Der Hauptgrund in diesem Moment, so zu handeln, bestand in dem Wunsch, etwas zu fühlen, um mich von dem Gefühl der Betäubung zu be-*

freien. Ich dachte, wenn ich den Schmerz spüren würde, würde ich mich auch selbst wieder spüren.

Physische Schmerzen zu empfinden, die man sich freiwillig zufügt, hilft manchen, ihre Aufmerksamkeit von dem emotionalen oder psychischen »Schmerz« abzulenken, der immer wieder bei passender und unpassender Gelegenheit aufflammt. In diesem Sinne hat der Schmerz, ähnlich wie bei der Entspannungsfunktion, eine ablenkende Wirkung

Ich schlug meinen Kopf auf den Boden. Um ruhig zu werden, um die Panik zu dämpfen, um etwas zu fühlen: körperlichen Schmerz, der konkreter und weniger schmerzhaft war als das grässliche Gefühl in meinem Innern.

Bestrafung

Selbstverletzung kann auch als eine Form der Bestrafung verstanden werden. Das bedeutet meistens, dass man sich wegen irgendetwas schuldig fühlt und der Auffassung ist, man habe Strafe verdient. Dieser Auffassung begegnen wir oft bei Menschen, die emotional, physisch und/oder sexuell missbraucht wurden. Sie fühlen sich schuldig, weil sie denken, sie hätten den Missbrauch provoziert oder nichts dagegen unternommen. Das ist auch der Grund dafür, warum sie ihn lange verschwiegen haben. Andere bestrafen sich selbst, weil sie sich für schwach oder undiszipliniert halten. Sie haben sich »gehen lassen«, haben beispielweise geraucht, zu viel gegessen oder getrunken und wollen sich dafür bestrafen, weil sie glauben, zu wenig Willenskraft oder »keinen Charakter« zu besitzen.

Ich habe mir mit einem Messer die Handgelenke aufgeschlitzt, weil ich fand, dass ich das verdient hätte. Ich musste mich selbst bestrafen und Schmerz erleiden. Das gab mir ein Gefühl der Befriedigung.

Ich habe mir selbst hart auf die Wange geschlagen, weil ich wieder mal zu viel gegessen hatte. Manchmal boxe ich mir auch in den Bauch, denn ich bin viel zu dick.

Selbstzerstörung

Selbstzerstörung steht in Abbildung 3.2 als die negativste Auswirkung ganz am Ende der Aufzählung. Diese Funktion der Selbstverletzung ist mit einem negativen Selbstbild, einem starken Minderwertigkeitsgefühl oder sogar mit Verzweiflung verbunden. Man macht sich selbst im buchstäblichen Sinne zunichte, indem man sich selbst verletzt. Oft steht dahinter der Wille, sich wirklich selbst zu verstümmeln (Automutilation: siehe Kapitel 1). In gewissen Sinn kann die Selbstverletzung auch den Zweck haben, unansehnlich, ja sogar »abstoßend« auszusehen. Opfer sexuellen Missbrauchs greifen manchmal zu diesem Mittel und verstümmeln ihre Brüste oder ihre Geschlechtsteile, in der Hoffnung, damit einem erneuten Missbrauch zu entgehen.

Ich entdecke immer etwas an mir, was ich nicht schön finde. Darauf fixiere ich mich und daran reagiere ich mich auch ab. Einmal habe ich mich auf meine Augenbrauen konzentriert und mir mit einer Pinzette alle Haare einzeln ausgezupft. Wenn ich Pickel habe, kratze ich sie auf, bis sie bluten.

Wenn ich mich selbst hässlich finde, verbrenne ich mich. Dass ist doch eigentlich normal. Das passt zu mir, das gehört zu mir, das bin ich!

In schwerwiegenden Fällen lässt sich die zerstörerische Absicht einer Selbstverletzung nicht mehr von einem Selbsttötungsversuch unterscheiden. Man verletzt sich selbst immer mehr, ohne einen möglicherweise fatalen Ausgang zu fürchten. Man will sich vielleicht noch nicht ernsthaft das Leben nehmen, schreckt aber andererseits auch nicht davor zurück, sich zu tief zu schneiden: Eine tödliche Wunde wäre dann eine Art »Unfall«, den man nicht beabsichtigt, aber auch nicht vermeidet. Vielfach erweist sich selbstverletzendes Verhalten jedoch gerade als Schutz vor einem Selbsttötungsversuch: Statt sich das Leben zu nehmen, fügt man sich nicht-tödliche physische Verletzungen zu.

Ich suchte mir alle möglichen scharfen Gegenstände, mit denen ich mich verletzten konnte. Ich wollte mir die Pulsadern aufschneiden, das Verbandsmaterial war sicher verwahrt, aber das Messer war nicht scharf genug. Ich schnitt mich selbst so tief wie möglich. Ich stand im Garten. Vor Wut warf ich das Messer weg.

Ich hatte nicht den Mut, meinem Leben ein Ende zu bereiten, aber Mut genug, mich zu verbrennen. Ich wäre gern jemand anders, ich bin verzweifelt.

Vom Regen in die Traufe

Was wir in den vorangehenden Abschnitten akkurat geordnet haben, tritt in der Realität nicht so klar voneinander unterschieden auf. Die verschiedenen Risikofaktoren und Funktionen sind häufig zu einem Zusammenspiel verwoben und münden manchmal in selbstverletzendem Verhalten, vor allem in einer sensiblen Phase wie der Adoleszenz.[13] Auf Außenstehende können Situationen, Erfahrungen oder Ereignisse, die Selbstverletzungen auslösen, ganz normal und alltäglich wirken, sie verstehen nicht, wie diese Anlass für eine derart »übertriebene« Reaktion sein können. Der Grund dafür liegt darin, dass bestimmte Situationen besonders heikle Punkte in der Psyche des Betroffenen berühren. Sie rühren an vermeintliche oder reale Erfahrungen von Verlust, Zurückweisung, Scheitern, Verlassenheit oder Ohnmacht, die einen unerträglichen Strom von Gefühlen und negativen Gedanken auslösen. Manchmal reagieren Jugendliche darauf direkt, fast unwillkürlich, mit Selbstverletzungen. In vielen Fällen kommt jedoch auch nur der Gedanke an eine Selbstverletzung auf (»Nun würde ich mir gerne weh tun«), wobei dessen Umsetzung noch verhindert werden kann.

Unterschiedliche Faktoren können die Entscheidung, sich selbst zu verletzen, beeinflussen: Alkohol- und Drogenkonsum, Stress,

Müdigkeit und Alleinsein erhöhen das Risiko einer Selbstverletzung. Die Anwesenheit anderer und der Gedanke an Menschen, die man bei Schwierigkeiten um Hilfe bitten könnte, können hingegen die Reaktion hinauszögern oder unterdrücken. Dabei spielt Isolation eine große Rolle. Denn die meisten Menschen verletzen sich selbst, wenn sie allein sind.

Selbstverletzendes Verhalten führt häufig zu einer raschen, oft aber auch nur kurzfristigen Reduzierung von Anspannung, Angst, Verwirrung, Unsicherheit, Niedergeschlagenheit und des Gefühls von Leere und Einsamkeit. Langfristig verstärken sich die Gefühle von Scham, Schuld, Selbsthass, Enttäuschung und Einsamkeit wieder. Und dann müssen sich die Jugendlichen auch noch mit den Folgen ihrer Verletzungen, mit Narben, chronischen Schmerzen, Entzündungen und Juckreiz auseinandersetzen. Außerdem kommt es vor, dass Personen aus ihrem Umfeld ängstlich und besorgt oder gar ablehnend und aggressiv auf ihre Selbstverletzung reagieren. Das kann neue Spannungen und Probleme hervorrufen und dazu führen, dass sich Menschen, von denen man sich eventuell Unterstützung erwartet hat, abwenden, so dass ein regelrechter Teufelskreis entstehen kann.

> *Ich erkenne in meinem Verhalten eine Entwicklung … Zunächst habe ich mich nur aus Kummer und innerem Schmerz geschnitten, später eher aus Wut und Frustration. Es ist ein Gemisch aller möglichen Gefühle … Anfangs passierte es, wenn ich abends zu Hause Alkohol trank, dann aber auch, wenn ich abends alleine zu Hause war und kein Alkohol im Spiel war. Und letztes Mal passierte es tagsüber, sogar irgendwo anders, aber immer nur, wenn ich alleine war … Es verringert den Druck und dämpft die Stimme, die mir sagt: »Ich muss verschwinden«. Ich werde dann ruhiger und denke, »es wird schon wieder«. … Das Problem ist, dass daraus ein Teufelskreis zu werden droht, aus dem ich nur schwer wieder herausfinde. Denn das Schneiden scheint mir zu helfen, doch gleichzeitig finde ich es grässlich.*

Kurzfristige Folgen der Selbstverletzung, etwa Entspannung und Selbstbestätigung, werden zunächst positiv erlebt. In diesem Sinne wird die Selbstverletzung zu etwas wie einem »Freund«, auf den man jederzeit zurückgreifen kann. Andererseits ist den Betroffenen aber auch bewusst, dass an dieser Art, mit sich selbst umzugehen, etwas nicht stimmt. Denn einem guten Freund oder einer guten Freundin, die in Schwierigkeiten steckt, würde man ein solches Verhalten sicher nicht empfehlen. Langfristig verstärken sich durch das selbstverletzende Verhalten die Gefühle von Wertlosigkeit, Schwäche, Schuld und Selbsthass. Es entwickelt sich eine Negativspirale, in deren Verlauf man sich Schmerz zufügt, weil man sich zuvor bereits Schmerz zugefügt hat (siehe Abbildung 3.3). Andere gesunde Möglichkeiten, die gewünschten Effekte zu erzielen oder die Probleme zu lösen, werden immer weniger genutzt. Die Selbstverletzung droht zu einem »Tyrannen« zu werden, dem man auch dann nicht entkommt, wenn man seine Probleme auf andere Weise angehen möchte. Mit anderen Worten: Was zunächst wie eine Lösung für ein bestimmtes Problem erschienen ist, wird mit der Zeit selbst zum Problem.

Ich hoffe, dass das Schneiden bei mir nicht zu einer Sucht wird wie Essen und Erbrechen. Ich finde es schrecklich und absolut nicht normal. Ich habe auch Angst, dass es sich verschlimmert, wenn meine Esssucht zurückgeht. Beides sind doch wohl Süchte. Ich wäre diese Bulimie so gerne los, ohne sie gegen einen anderen Defekt einzutauschen.

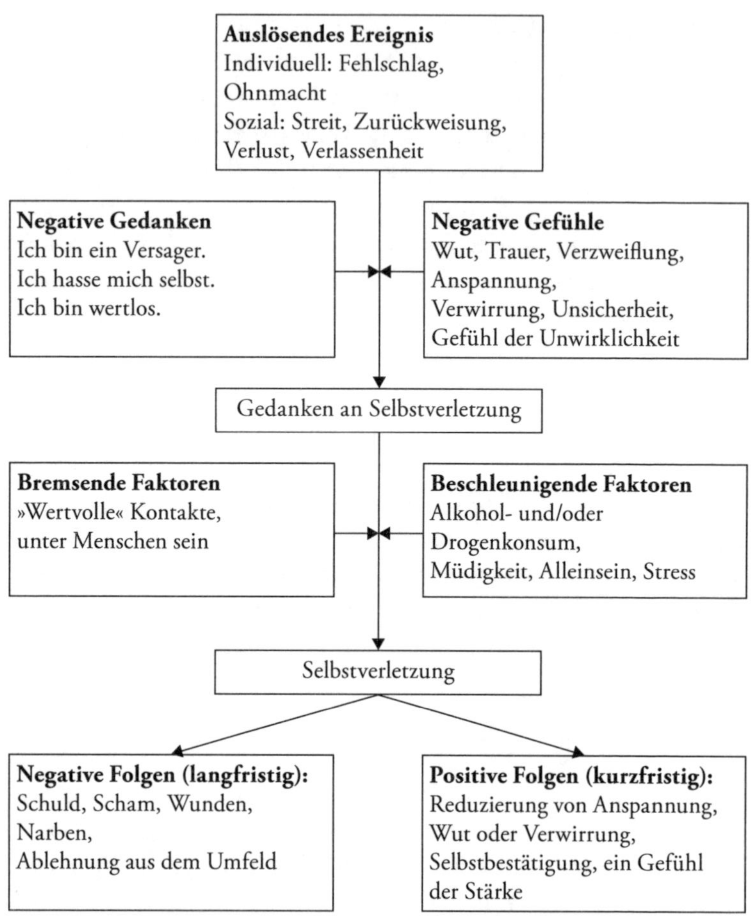

Abb. 3.3 *Prozess der Selbstverletzung*

4. Selbsttests

Wir haben nun gesehen, dass selbstverletzendes Verhalten in unterschiedlichsten Formen auftreten kann. Außerdem haben wir gezeigt, wie man es von anderen Formen selbstschädigenden Verhaltens unterscheiden kann. Jugendliche neigen eher zu Selbstverletzungen als Erwachsene, aufgrund der zahlreichen Veränderungen, die sie sowohl in psychischer als auch in sozialer Hinsicht erleben. Diese Veränderungen wecken Zweifel und Unsicherheiten und führen zu Fragen wie: Wer bin ich? Wie sehe ich aus? Was halten andere von mir? Zum Glück gelingt es den meisten Jugendlichen, auf eine gesunde Art und Weise mit diesen spannenden Veränderungen umzugehen. Manche finden sich in dieser Zeit jedoch mit sich selbst nicht mehr zurecht und nehmen Zuflucht zu ungesunden Verhaltensweisen: Sie verletzen sich, trinken Alkohol oder konsumieren Drogen. Wenn ein Jugendlicher wegen zusätzlicher schulischer oder häuslicher Probleme in seinem Umfeld keine Unterstützung oder kein Verständnis findet, erhöht sich sicherlich das Risiko selbstschädigenden Verhaltens.

Um uns einen besseren Überblick über die Dringlichkeit bestimmter Probleme zu verschaffen und mögliche positive (beschützende) und negative (riskante) Einflüsse einzuordnen, sind Fragebögen sehr hilfreich. Sie sind für Jugendliche ab einem Alter von 15 Jahren geeignet. Wenn man diesen Selbsttest als Jugendlicher so ehrlich wie möglich ausfüllt, entsteht ein psychologisches Profil, das bei der Beantwortung von Fragen wie »Kann ich das selbst bewältigen?« oder »Brauche ich vielleicht Hilfe?« nützlich sein kann.

Mit diesen Fragebögen kannst du also untersuchen:

- Wie du dich selbst siehst und wie du dich im Umgang mit deinen Eltern und mit Gleichaltrigen wahrnimmst (*Selbstbeschreibungsfragebogen*).

- Ob du eine oder mehrere Arten von selbstschädigendem Verhalten dazu nutzt, mit Spannungen fertig zu werden (*Selbstschädigungsfragebogen*).
- Auf welche Art du dich selbst verletzt und welche Funktion diese Selbstverletzung hat (*Selbstverletzungsfragebogen*).

Wer bin ich?

Anhand des *Selbstbeschreibungsfragebogens* kann man feststellen, wie man sich selbst sieht und wie man sich im Umgang mit seinen Eltern und Gleichaltrigen wahrnimmt. Dieser Fragebogen ist eine Möglichkeit, das eigene Selbstbild in unterschiedlichen Bereichen zu untersuchen.

1. Mathematische Fähigkeiten: Wie schätzt du deine mathematischen Fähigkeiten ein (beispielsweise: »Ich finde viele mathematische Probleme interessant und reizvoll«)?
2. Verbale Fähigkeiten: Wie schätzt du deine sprachlichen Fähigkeiten ein (beispielsweise: »Ich kann treffend formulieren«)?
3. Allgemeine Fähigkeiten: Wie schätzt du deine schulischen Leistungen im Allgemeinen ein (beispielsweise: »Ich hasse theoretische Fächer«)?
4. Problemlösungsfähigkeiten: Wie schätzt du deine Fähigkeiten ein, Probleme zu lösen (beispielsweise: »Ich suche gern neue Lösungen für Probleme«)?
5. Physische Fähigkeiten: Wie schätzt du deine körperlichen Fähigkeiten ein (beispielsweise: »Ich habe im Sport und bei körperlichen Aktivitäten große Ausdauer«)?
6. Körperliches Erscheinungsbild: Wie schätzt du deinen eigenen Körper und dein Äußeres ein (beispielsweise: »Mein Körpergewicht ist gut, ich bin weder zu dick noch zu dünn«)?
7. Beziehung zu Personen anderen Geschlechts: Wie schätzt du dich selbst im Umgang mit Gleichaltrigen anderen Geschlechts ein (beispielsweise: »Ich habe viele andersgeschlechtliche Freunde«)?
8. Beziehung zu Personen des eigenen Geschlechts: Wie schätzt du dich selbst im Umgang mit Gleichaltrigen deines eigenen

Geschlechts ein (beispielsweise: »Es fällt mir leicht, mit ihnen zu reden«)?

9. Ehrlichkeit: Für wie ehrlich hältst du dich (beispielsweise: »Ich sage fast immer die Wahrheit«)?
10. Glaube: Für wie gläubig hältst du dich (beispielsweise: »Ich bin ein spiritueller/religiös inspirierter Mensch«)?
11. Beziehung zu den Eltern: Wie schätzt du dich selbst im Umgang mit deinen Eltern ein (beispielsweise: »Ich möchte meine eigenen Kinder so erziehen, wie meine Eltern mich erzogen haben«)?
12. Emotionale Stabilität: Wie ausgeglichen schätzt du deine Gefühlslage ein (beispielsweise: »Ich fühle mich nie depressiv«)?
13. Allgemeines Selbstvertrauen: Wie nimmst du dich selbst im Allgemeinen wahr (beispielsweise: »Ich habe im Allgemeinen ein starkes Selbstvertrauen.«)?

Selbstbeschreibungsfragebogen[14]

Anhand der folgenden von 1 bis 65 durchnummerierten Aussagen möchten wir dich dazu anregen, über dich selbst nachzudenken. Es gibt weder richtige noch falsche Antworten. Jeder antwortet auf seine eigene Weise. Der Fragebogen untersucht, wie du dich selbst beschreibst und welche deiner Eigenschaften dir wichtig sind. Versuche so zu antworten, dass es deinem derzeitigen Gefühl entspricht, auch wenn deine Gefühle in der Vergangenheit anders waren. Auf einige Fragen antwortest du, indem du dir überlegst, wie du dich in der Vergangenheit gefühlt hast, zum Beispiel bei der Frage zu der Beziehung zu deinen Eltern, wenn diese bereits verstorben sein sollten. Bei jeder Aussage notierst du in der ersten Spalte vor der Nummer, in welchem Maße sie wahr oder unwahr ist. Um die Aussage zu bewerten, wählst du eine Zahl zwischen 1 und 8. Lasse keine Fragen aus, denn am Ende musst du die Punkte zusammenzählen, um herauszufinden, was du aus diesem Fragebogen über dich lernen kannst. Verwende am besten einen Bleistift, dann kannst du den Test später nochmal wiederholen.

Antwortmöglichkeiten (Bewertungen)

1 Absolut unwahr
2 Unwahr
3 Meistens unwahr
4 Eher unwahr als wahr
5 Eher wahr als unwahr
6 Meistens wahr
7 Wahr
8 Absolut wahr

Bewertung

___ 1. Ich finde viele mathematische Probleme interessant und reizvoll.
___ 2. Ich lüge selten, um schwierige Situationen zu vermeiden.
___ 3. Ich bin meistens ziemlich ruhig und entspannt.
___ 4. Ich beschäftige mich gern mit theoretischen Dingen.
___ 5. Ich habe viele andersgeschlechtliche Freunde, auf die ich mich verlassen kann.
___ 6. Ich bin ein spirituell/religiös inspirierter Mensch.
___ 7. Im Allgemeinen fehlt es mir nicht an Selbstvertrauen.
___ 8. Ich kann treffend formulieren.
___ 9. Ich grüble selten über etwas nach.
___ 10. Ich möchte meine eigenen Kinder (wenn ich welche habe) so erziehen, wie meine Eltern mich erzogen haben.
___ 11. Es macht mir Spaß, in theoretischen Fächern etwas zu lernen.
___ 12. Ich kann Ideen gut auf neue Weise miteinander kombinieren.
___ 13. Es fällt mir leicht, mit Personen meines eigenen Geschlechts zu sprechen.
___ 14. Meine Noten in Mathematik sind im Allgemeinen besser als in anderen Fächern.
___ 15. Für mich ist es sehr wichtig, ehrlich zu sein.
___ 16. Ich habe viele andersgeschlechtliche Freunde.

___ 17. Ich habe selten ungelöste Konflikte mit meinen Eltern.
___ 18. Ich mag die meisten theoretischen Themen.
___ 19. Ich habe eine gute Konstitution.
___ 20. Ich habe im Sport und bei körperlichen Aktivitäten große Ausdauer.
___ 21. Religiöse und spirituelle Überzeugungen machen mein Leben schöner und mich zu einem glücklicheren Menschen.
___ 22. Ich sage fast immer die Wahrheit.
___ 23. Ich bin selten ängstlich.
___ 24. Ich löse Probleme gern auf neue Art.
___ 25. Es gibt wenig, was ich an meinem Aussehen verändern möchte.
___ 26. Ich mag Sport und körperliche Aktivitäten.
___ 27. Ich bin ziemlich gut in Mathematik.
___ 28. Im Allgemeinen habe ich ein starkes Selbstvertrauen.
___ 29. Im Gespräch mit Personen des anderen Geschlechts fühle ich mich wohl.
___ 30. Bei Tests, die ein gutes sprachliches Denkvermögen fordern, bin ich erfolgreich.
___ 31. Ich fühle mich nie depressiv.
___ 32. Ich bin in den meisten theoretischen Dingen gut.
___ 33. Mein Körpergewicht ist gut (ich bin weder zu dick noch zu dünn).
___ 34. Im Allgemeinen habe ich ein sehr positives Selbstbild.
___ 35. Ich bin Personen des anderen Geschlechts gegenüber selten schüchtern.
___ 36. Ich bin intellektuell sehr neugierig.
___ 37. Ich verbringe viel Zeit mit spiritueller Meditation und Gebeten.
___ 38. Mit Ehrlichkeit fährt man oft am Besten.
___ 39. Ich freunde mich leicht mit Personen des anderen Geschlechts an.
___ 40. Ich muss selten etwas mehrmals lesen, um es zu verstehen.

___ 41. Ich begreife die meisten theoretischen Dinge schnell.
___ 42. Meine Ideen, Gedanken und Handlungen sind ziemlich originell.
___ 43. Es gibt viele Personen des gleichen Geschlechts, die mich mögen.
___ 44. Ich treibe gern intensiv Sport oder bin körperlich sehr aktiv.
___ 45. Ich bin ein sehr ehrlicher Mensch.
___ 46. Ich kann mich gut ausdrücken.
___ 47. Es fällt mir oft leicht, mit meinen Eltern zu reden.
___ 48. Ich bin körperlich ziemlich attraktiv.
___ 49. Ich bin in den meisten Sportarten und bei körperlichen Aktivitäten gut.
___ 50. In der Schule bitten mich alle meine Freunde in Mathematik um Hilfe.
___ 51. Im Allgemeinen habe ich ein positives Selbstbild.
___ 52. Ich fühle mich gut, wenn ich bei Personen des anderen Geschlechts beliebt bin.
___ 53. Meine Eltern verstehen mich.
___ 54. Erfinder zu sein, ist eine interessante Vorstellung.
___ 55. Die meisten Menschen haben weniger gleichgeschlechtliche Freunde als ich.
___ 56. Ich mag Sport und körperliche Aktivitäten.
___ 57. Ich finde Mathematik sehr spannend.
___ 58. Im Allgemeinen habe ich sehr positive Gefühle zu mir selbst.
___ 59. Ich habe beim Lesen eine gute Auffassungsgabe.
___ 60. Ich neige dazu, sehr still zu sein.
___ 61. Ich liebe meine Eltern.
___ 62. Ich sehe gut aus.
___ 63. Ich habe viele gleichgeschlechtliche Freunde.
___ 64. Religiöse und spirituelle Überzeugungen haben viel mit der Person zu tun, die ich sein möchte.
___ 65. Viele meiner Freunde haben eine sehr religiöse oder spirituelle Einstellung.

Neben jeder Aussage über dich selbst steht nun ein Wert (eine Zahl zwischen 1 und 8). In Tabelle 4.1 siehst du, welche Werte du in jedem Bereich deiner Selbstwahrnehmung (mathematische Fähigkeiten, Sprachliche Fähigkeiten usw.) addieren musst. Du kannst die Werte zu den Aussagen und den Gesamtwert jedes Mal zwischen den Klammern notieren. Für deine mathematischen Fähigkeiten schreibst du beispielsweise zunächst den Wert, den du bei Aussage Nr. 1 vergeben hast, in die Klammer, und dann den von Nr. 14, 27, 50 und 57. Anschließend addierst du diese Zahlen und schreibst das Ergebnis in die Spalte »Gesamtwertung«. Nun kannst du diese Zahl mit dem Wert vergleichen, den etwa Gleichaltrige bei früheren Tests im Durchschnitt eingetragen haben: Hast du beispielsweise bei mathematischen Fähigkeiten einen Gesamtwert von mehr als 17 [>17], dann ist das okay. Liegt dein Wert zwischen 6 und 17 [17–6], dann musst du aufpassen, denn das könnte auf ein Problem hinweisen. Bei einer Wert unter 6 [<6] musst du sicher etwas unternehmen. Ein anderes Beispiel: Wenn du in dem Bereich »körperliches Erscheinungsbild« einen Wert von 28 erreichst, liegst du über dem Wert von 24 [>24], der als okay gilt. Wenn du in Bezug auf dein körperliches Erscheinungsbild einen Wert von 18 erreichst, liegt dieser Wert zwischen 24 und 16 [24–16] (was »Vorsicht« bedeutet). Dieser Wert deutet darauf hin, dass du dich selbst als körperlich weniger attraktiv einschätzt. Überprüfe, ob diese Einschätzung richtig ist, oder ob du dich in dieser Hinsicht vielleicht selbst unterschätzt. Wenn du in Bezug auf dein körperliches Erscheinungsbild den Wert 13 eingetragen hast, also einen Wert, der geringer ist als 16 [<16], dann lautet die Schlussfolgerung: Es muss etwas passieren, du solltest etwas unternehmen, also »eingreifen«. Denn du machst damit deutlich, dass du dich selbst überhaupt nicht anziehend findest. Überprüfe, ob das eine realistische Einschätzung ist und ob zum Beispiel andere Menschen in deiner Umgebung der gleichen Meinung sind? Möglicherweise hast du ein ziemlich negatives Bild von dir. Wenn die Werte in mehreren Bereichen im Bereich »Vorsicht » oder »Eingreifen« liegen, hast du sicher Probleme mit deinem Selbstvertrauen. Wie du daran etwas ändern kannst, beschreiben wir in Kapitel 6.

Bereich	Wert zu Aussage Nummer	Gesamtwert	Ergebnis im Vergleich zu Gleichaltrigen		
			Okay	Vorsicht	Eingreifen
Mathematische Fähigkeiten	1[…] + 14[…] + 27[…] + 50[…] + 57[…] =	[…]	[>17]	[17–6]	[<6]
Verbale Fähigkeiten	8[…] + 30[…] + 40[…] + 46[…] + 59[…] =	[…]	[>26]	[26–20]	[<20]
Allgemeine Fähigkeiten	4[…] + 11[…] + 18[…] + 32[…] + 41[…] =	[…]	[>18]	[18–9]	[<9]
Problemlösende Fähigkeiten	12[…] + 24[…] + 36[…] + 42[…] + 54[…] =	[…]	[>23]	[23–17]	[<17]
Physische Fähigkeiten	20[…] + 26[…] +44[…] + 49[…] + 56[…] =	[…]	[>21]	[21–13]	[<13]
Körperliches Erscheinungsbild	19[…] + 25[…] + 33[…] + 48[…] + 62[…] =	[…]	[>24]	[24–16]	[<16]
Beziehung zum anderen Geschlecht	16[…] + 29[…] + 35[…] + 39[…] + 52[…] =	[…]	[>24]	[24–17]	[<17]
Beziehung zum eigenen Geschlecht	5[…] + 13[…] + 43[…] + 55[…] + 63[…] =	[…]	[>27]	[27–20]	[<20]
Ehrlichkeit	2[…] + 15[…] + 22[…] + 38[…] + 45[…] =	[…]	[>30]	[30–25]	[<25]
Glaube	6[…] + 21[…] + 37[…] + 64[…] + 65[…] =	[…]	[>8/9]	[8/9–0]	[<0]
Beziehung zu den Eltern	10[…] + 17[…] + 47[…] + 53[…] + 61[…] =	[…]	[>20]	[20–10]	[<10]
Emotionale Stabilität	3[…] + 9[…] + 23[…] + 31[…] + 60[…] =	[…]	[>23]	[23–15]	[<15]
Allgemeines Selbstvertrauen	7[…] + 28[…] + 34[…] + 51[…] + 58[…] =	[…]	[>24]	[24–15]	[<15]

Tabelle 4.1. *Endergebnis des Selbstbeschreibungsfragebogens*

Verhalte ich mich selbstschädigend?

Anhand des Selbstschädigungsfragebogens kannst du herausfinden, ob du im letzten Jahr Verhaltensweisen gezeigt hast, die wir als selbstschädigend bezeichnen würden. Hast du zum Beispiel zu viel Alkohol getrunken, Drogen konsumiert, dich geritzt oder dir absichtlich den Kopf angeschlagen? Es wird auch jedes Mal danach gefragt, wie oft du dich im vergangenen Jahr auf diese Weise verhalten hast.

Selbstschädigungsfragebogen[15]

Hast du im vergangenen Jahr Folgendes absichtlich getan?

Ja Nein
__ __ 1 Dich selbst geschnitten? (Wie oft?: …)
__ __ 2 Dich selbst verbrannt? (Wie oft?: …)
__ __ 3 Dich selbst geschlagen? (Wie oft?: …)
__ __ 4 Dich selbst gebissen? (Wie oft?: …)
__ __ 5 Dich selbst geritzt? (Wie oft?: …)
__ __ 6 Eine Überdosis Medikamente genommen? (Wie oft?: …)
__ __ 7 Zu viel Alkohol oder Drogen konsumiert? (Wie oft?: …)
__ __ 8 Riskant mit dem Mofa/Fahrrad/Motorrad/Auto gefahren? (Wie oft?: …)
__ __ 9 Zahlreiche lockere sexuelle Kontakte eingegangen? (Wie oft?: …)
__ __ 10 Die Heilung von Wunden verhindert? (Wie oft? …)
__ __ 11 Medikamente missbraucht? (Wie oft?: …)
__ __ 12 Einen Suizidversuch unternommen? (Wie oft?: …)
__ __ 13 Dich selbst ausgehungert? (Wie oft?: …)
__ __ 14 Abführmittel missbraucht? (Wie oft?: …)

— — 15 Dich zum Erbrechen gezwungen? (Wie oft?: …)

Hast du dich je in einer anderen Form selbst geschädigt oder deiner eigenen Gesundheit auf eine andere Art und Weise geschadet? Wenn ja, wie:

____

Wenn du bei dir selbst eine oder mehrere Formen der Selbstschädigung feststellst, ist es wichtig, diese Beobachtung ernst zu nehmen. Es kann auch interessant sein, sich anzuschauen, ob dieses selbstschädigende Verhalten möglicherweise mit bestimmten niedrigen Werten in den Bereichen »Vorsicht« oder »Eingreifen« auf dem Selbstbeschreibungsfragebogen in Zusammenhang steht. Es könnte zum Beispiel sein, dass du dich selbst verletzt, weil du dich körperlich unattraktiv findest, weil du wenig Selbstvertrauen hast, weil du der Meinung bist, deine schulischen Leistungen seien zu schlecht, oder weil du ein schlechtes Verhältnis zu deinen Eltern hast. Wenn du im Fragebogen bei einer der ersten fünf Formen der Selbstschädigung mit »Ja« geantwortet hast, dann sollten wir das im folgenden Selbstverletzungsfragebogen detaillierter analysieren.

Vier Beispiele

In diesem Abschnitt schildern wir kurz die Ergebnisse des Selbsttests bei vier Jugendlichen. Jan, Nelleke, Lotte und Sarah. Zu jedem von ihnen geben wir auch einige Hintergrundinformationen. Im weiteren Verlauf des Buches werden wir diesen vier Jugendlichen noch häufiger begegnen.

Jan – »Boys don't cry«

Jan, 16 Jahre, hat noch zwei jüngere Schwestern, die zehn und zwölf Jahre alt sind. Er geht in die vierte Klasse einer Berufsfachschule, wo er eine Ausbildung zum Mechatroniker macht. Er geht nicht gern in die Schule, weil er wegen seines schmächtigen Körperbaus von seinen Klassenkameraden und älteren Schülern gehänselt wird. Regelmäßig »markiert er den starken Mann«, um bei seinen Klassenkameraden trotz allem Anschluss zu finden. Wenn sie zusammen weggehen, trinkt er besonders viel und raucht wie ein Schlot, um seine Freunde zu beeindrucken. Manchmal provozieren sie sich gegenseitig dazu, sich mit Zigaretten selbst zu verbrennen, und beobachten dann, wer es am längsten aushält. Jan wird von seinen Eltern oft bestraft, wenn er am Wochenende betrunken nach Hause kommt. Doch sein selbstverletzendes Verhalten kann er vor ihnen verbergen. Er trägt auch im Sommer langärmlige T-Shirts, weil das angeblich »cool« ist. Eigentlich fühlt sich Jan ganz und gar nicht wohl in seiner Haut, doch das zeigt er niemandem: »Boys don't cry« – Jungs weinen nicht! Auf dem Selbstbeschreibungsfragebogen erreicht er sehr niedrige Werte (»Eingreifen«) im Bereich allgemeines Selbstvertrauen, körperliches Erscheinungsbild (er ist der Meinung, er sei zu schmächtig), mathematische Fähigkeiten und Beziehung zu gleichgeschlechtlichen Altersgenossen (er wird gehänselt). Auf dem Selbstschädigungsfragebogen gibt er Drogenmissbrauch (Joints), übermäßigen Alkoholkonsum und Verbrennungen am eigenen Körper an.

Nelleke – »Gut ist nicht gut genug«

Nelleke, 15 Jahre, hat eine drei Jahre jüngere Schwester. Ihre Mutter ist depressiv und daher der Erziehungsverantwortung für ihre beiden Kinder nicht gewachsen. Nellekes Vater arbeitet hart, um die Familie zu ernähren. Nelleke kümmert sich um ihre Mutter und ihre jüngere Schwester. Trotz all ihrer Bemühungen ist Nelleke der Auffassung, sie täte zu wenig und vernachlässige aus Zeitmangel ihre Hausaufgaben. Weil das Geld zu Hause knapp ist, kann Nelleke nur wenig für Kleidung ausgeben und darf nur selten ins Kino gehen. Dadurch fühlt sie sich ihren Freundinnen gegenüber zurückgesetzt. Sie ist zwar wütend und verletzt, stellt aber dennoch immer wieder ihre eigenen Interessen zurück. Sie glaubt, die anderen fänden sie nicht nett. Manchmal ist sie wütend auf ihre Mutter, doch bei dem Gedanken, dass ihre Mutter krank ist und sich deshalb nicht selbst versorgen kann, fühlt sie sich wieder schuldig. Nelleke nimmt regelmäßig Zuflucht zu selbstverletzendem Verhalten: Sie schneidet sich in die Arme. Das geschieht immer, wenn sie allein ist und denkt, sie sei in den Augen der anderen nichts wert. Wenn sie sich selbst geschnitten hat, fühlt sie sich zunächst erleichtert (»Das habe ich verdient«), später jedoch fühlt sie sich zugleich wütend und schuldig. Sie denkt: »Das ist keine Lösung, Papa und Mama haben schon genug Probleme.« Nelleke kann ihr selbstverletzendes Verhalten normalerweise gut verbergen, doch ihr Sportlehrer sprach sie neulich nach einer Stunde auf die Verletzungen an ihren Armen an. Auf dem Selbstbeschreibungsfragebogen hat Nelleke einen sehr niedrigen Wert (»Eingreifen«) in den Bereichen allgemeines Selbstvertrauen, Beziehungen zu andersgeschlechtlichen Freunden und Verhältnis zu den Eltern erreicht. Auf dem Fragebogen zur Selbstschädigung gibt sie an, dass sie sich selbst Schnittverletzungen zufügt.

Lotte – »Ich bin ein dicker, fetter Elefant«

Lotte, 19 Jahre, ist ein Einzelkind. Sie ist im ersten Semester an der Universität und arbeitet täglich viele Stunden, aus Angst davor, bei den Prüfungen durchzufallen. Ihre Eltern haben beide einen Universitätsabschluss und Lotte will nicht hinter ihnen zurückstehen. Obwohl zwischen den Eltern Konflikte bestehen, möchten sie sich nach außen hin als »ideale« Familie darstellen. Lotte hat damit ihre Schwierigkeiten. Sie hält sich selbst für dumm, dick und hässlich. Obwohl sie zehn Kilo Untergewicht hat, kommt sie sich im Vergleich mit ihrer schlanken Mutter und ihren Freundinnen wie ein »dicker, fetter Elefant« vor. In ihrer Studentenbude fühlt sie sich oft einsam und denkt, sie sei eine Versagerin. Um sich zu trösten, isst sie jede Menge Süßigkeiten (Schokoriegel, Chips, Nüsse), die sie später wieder erbricht, weil sie nicht dick werden will. Nach einem solchen Essanfall ritzt sie sich häufig. Sie muss sich selbst bestrafen, weil sie zu viel gegessen hat. Danach empfindet sie zunächst Erleichterung, doch dieses Gefühl wird schon bald von Scham und Ekel vor sich selbst abgelöst. Manchmal wäre Lotte am liebsten tot und weit weg von allem: von den Konflikten zwischen ihren Eltern, von ihrer Obsession für alles, was mit Essen und Gewicht zu tun hat, vom Ritzen. Sie denkt, sie sei zu feige, um Selbstmord zu begehen und ritze deshalb nur oberflächlich. Auf dem Selbstbeschreibungsfragebogen erreicht Lotte einen sehr niedrigen Wert (»Eingreifen«) in den Bereichen allgemeine Fähigkeiten, körperliches Erscheinungsbild, physischer Zustand, Beziehung zu den Eltern und Beziehung zu gleichgeschlechtlichen und andersgeschlechtlichen Gleichaltrigen. Auch ihr Wert in der Kategorie Ehrlichkeit ist niedrig, weil sie oft über ihr Essverhalten, ihr Erbrechen und ihre Schnittverletzungen nicht die Wahrheit sagt. Auf dem Fragebogen zur Selbstschädigung gibt sie an, dass sie oft erbricht, Abführmittel einnimmt, sich Schnittverletzungen zufügt und ihren Kopf gegen Wände schlägt.

Sarah – »Niemand will mich«

Sarah ist 21 Jahre alt und arbeitet als Sekretärin in einem großen Unternehmen. Sie wohnt zurzeit mit ihrem Freund Rik zusammen, doch ihre Beziehung ist aufgrund sexueller Probleme sehr schwierig. Sarah hasst es, wenn ihr Freund ihren Körper berührt, sie streichelt oder mit ihr schläft. Denn der körperliche Kontakt weckt bei ihr Erinnerungen an den Missbrauch durch ihren Stiefvater, seit sie 13 war. Sarah erzählte damals ihrer Mutter davon, doch diese wollte ihr nicht glauben und nannte ihre Tochter eine »Wichtigtuerin«. Der Missbrauch wurde fortgesetzt, bis Sarah als Achtzehnjährige mit Rik zusammenzog. Wenn Rik und Sarah miteinander schlafen, was sich immer im Dunkeln abspielt, schaltet Sarah jegliches Gefühl aus, sie versucht sich der Realität zu entziehen und sich selbst wie in einem Film zu betrachten. Danach flieht sie schnell ins Badezimmer, wo sie sich selbst in den Bauch und die Geschlechtsorgane schneidet. Sobald sie Blut sieht und spürt, beruhigt sie sich. Als Rik entdeckt, was sie tut, hält er sie für verrückt und droht damit, sie in die Psychiatrie einzuweisen oder zu verlassen. Seither fürchtet Sarah sehr, dass er sie eines Tage im Stich lässt. Sie droht damit, sich dann das Leben zu nehmen. In der Vergangenheit hat sie schon einige Selbsttötungsversuche unternommen, bei denen sie Tabletten schluckte, aber auch immer dafür sorgte, dass man sie rechtzeitig fand. Auf dem Selbstbeschreibungsfragebogen erreicht Sarah in allen Bereichen sehr niedrige Werte. Am Ende des Fragebogens notiert sie. »Ich bin eine dicke Null. Ich kann nichts und niemand will mich.« Auf dem

Fragebogen zur Selbstschädigung gibt sie an, dass sie sich Schnitt- und Brandverletzungen zugefügt, Medikamente missbraucht und mit einer Überdosis Tabletten Suizidversuche unternommen hat.

Selbstverletzendes Verhalten

In unseren vier Beispielen haben Jan, Nelleke, Lotte und Sarah auf dem Selbstschädigungsfragebogen bei den ersten fünf Möglichkeiten mindestens ein Mal mit »Ja« geantwortet. In diesem Fall handelt es sich um selbstverletzendes Verhalten, das wir nun genauer untersuchen. Im *Selbstverletzungsfragebogen* geht es um fünf häufig auftretende Formen selbstverletzenden Verhaltens: sich ritzen, schneiden, verbrennen, beißen, schlagen. Bei jeder dieser Verhaltensweisen wird gefragt, wie oft sie ausgeführt wird, wie viel Schmerz man dabei empfindet, ob man spontan oder geplant handelt und ob man die Wunde versorgt hat. Es werden auch zehn verschiedene Gefühle genannt und gefragt, ob sie vor oder nach der Selbstverletzung auftraten. Schließlich wird im Fragebogen untersucht, welche Gründe oder Erklärungen es für die Selbstverletzung geben könnte; welchen Sinn und Zweck sie womöglich hat. Wir bezeichnen das als die »Funktion« selbstverletzenden Verhaltens. Die Antworten sollen dir dabei helfen, dir eine Möglichkeit, mit selbstverletzendem Verhalten umzugehen, zu erarbeiten. Wie das aussehen könnte, kannst du im nächsten Kapitel lesen.

Selbstverletzungsfragebogen[16]

Dieser Fragebogen ergründet das Auftreten von selbstverletzendem Verhalten. Darunter versteht man Handlungen, mit denen man sich selbst körperliche Verletzungen zufügt, sich zum Beispiel schneidet oder verbrennt, ohne die Absicht zu verfolgen, sich dadurch das Leben zu nehmen.

In diesem Fragebogen kommen fünf häufig auftretende Formen der Selbstverletzung zur Sprache: sich ritzen, schlagen, schneiden, verbrennen und beißen. Wenn du dich auf eine Weise selbst verletzt, die nicht in diesem Fragebogen genannt wird, dir zum Beispiel selbst Haare ausreißt, kannst du den letzten Bogen für deine Angaben dazu verwenden.

Auf jedem Bogen fragen wir, ob du dich auf eine bestimmte Weise selbst verletzt und wenn ja, wann es das letzte Mal passiert ist, wie oft es geschehen ist, ob du dabei Schmerz empfunden hast und welche Gefühle und Gedanken diesem Verhalten vorangingen und sich daran anschlossen.

Beantworte die Fragen möglichst ehrlich. Markiere einen der Kreise oder kringele die Zahl ein, die für deine Antwort zutrifft.

A1 Wann hast du dich das letzte Mal SELBST GEKRATZT, bis es blutete?

❍ vor einer Woche (gehe zu A2)
❍ vor einem Monat (gehe zu Frage A2)
❍ vor mehreren Monaten (gehe zu Frage B1)
❍ vor mehr als einem Jahr (gehe zu Frage B1)
❍ noch nie (gehe zu Frage B1)

A2 An welchem Körperteil?

❍ Kopf, Hals, Nacken
❍ Arme, Hände, Finger
❍ Rumpf, Bauch, Po
❍ Beine, Füße, Zehen
❍ Geschlechtsorgane, Brüste

A3 An wie vielen Tagen im letzten Monat kam dieses Verhalten vor?

❍ an 1 bis 5 Tagen
❍ an 6 bis 10 Tagen
❍ an 11 bis 15 Tagen
❍ an mehr als 15 Tagen

A4 Wie oft am Tag kam es im Durchschnitt vor?

- ❍ weniger als 1-mal pro Tag
- ❍ bis 2-mal pro Tag
- ❍ bis 4-mal pro Tag
- ❍ 5-mal oder häufiger pro Tag

A5 Wie oft hast du bei diesem Verhalten Schmerzen empfunden?

- ❍ nie
- ❍ ab und zu
- ❍ meistens
- ❍ immer

A6 Wie stark waren deine Schmerzen bei diesem Verhalten?

- ❍ nicht vorhanden
- ❍ gering
- ❍ mäßig
- ❍ stark
- ❍ sehr stark

A7 Wenn dieses Verhalten auftrat, dann …

	1 = nie	2 = manchmal	3 = oft	4 = immer
war dieses Verhalten vorab geplant?	1	2	3	4
war ich mir bewusst, wie es zu diesem Verhalten kam?	1	2	3	4
versorgte ich selbst meine Wunde(n)?	1	2	3	4
hielt ich dieses Verhalten vor anderen verborgen?	1	2	3	4

1 = überhaupt nicht 2 = ein wenig 3 = einigermaßen 4 = ziemlich 5 = sehr

A8 Wie hast du dich gefühlt, BEVOR dieses Verhalten auftrat?

Froh	1	2	3	4	5
Erleichtert	1	2	3	4	5

Nervös	1	2	3	4	5
Gelangweilt	1	2	3	4	5
Ich war wütend auf mich selbst	1	2	3	4	5
Ich war wütend auf andere	1	2	3	4	5
Ängstlich	1	2	3	4	5
Traurig	1	2	3	4	5
Schuldig	1	2	3	4	5
Andere Gefühle (Beschreibung) ______________					

A9 Wie hast du dich gefühlt, NACHDEM dieses Verhalten auftrat?

Froh	1	2	3	4	5
Erleichtert	1	2	3	4	5
Nervös	1	2	3	4	5
Gelangweilt	1	2	3	4	5
Ich war wütend auf mich selbst	1	2	3	4	5
Ich war wütend auf andere	1	2	3	4	5
Ängstlich	1	2	3	4	5
Traurig	1	2	3	4	5
Schuldig	1	2	3	4	5
Andere Gefühle (Beschreibung) ______________					

A10 Warum hast du dich so verhalten?

Um es zu genießen	1	2	3	4	5
Um negative Gefühle zu vermeiden oder zu unterdrücken	1	2	3	4	5
Um schmerzhafte Vorstellungen oder Erinnerungen zu vermeiden oder zu unterdrücken	1	2	3	4	5
Um in eine Art Dämmerzustand zu geraten	1	2	3	4	5
Um von anderen beachtet zu werden	1	2	3	4	5
Um mich aus einem Dämmerzustand zu befreien	1	2	3	4	5
Um mich zu bestrafen	1	2	3	4	5
Um mich selbst unattraktiv zu machen	1	2	3	4	5

Um Suizidgedanken zu vermeiden oder zu unterdrücken	1	2	3	4	5
Um mir selbst zu zeigen, dass ich stark bin	1	2	3	4	5
Um anderen zu zeigen, dass ich stark bin	1	2	3	4	5
Um zu vermeiden, dass ich Aufgaben erledigen muss, die ich nicht gerne mache	1	2	3	4	5
Um Aktivitäten für die Schule, die Arbeit oder in anderen Bereichen zu entgehen	1	2	3	4	5
Um das Zusammensein mit anderen zu vermeiden	1	2	3	4	5

Andere Gründe (Beschreibung) ________________________

B1 Wann hast du dich das letzte Mal SELBST ABSICHTLICH GESCHLAGEN? (Blaue Flecken, Beulen)

❍ vor einer Woche (gehe zu B2)
❍ vor einem Monat (gehe zu Frage B2)
❍ vor mehreren Monaten (gehe zu Frage C1)
❍ vor mehr als einem Jahr (gehe zu Frage C1)
❍ noch nie (geh zu Frage C1)

B2 An welchem Körperteil?

❍ Kopf, Hals, Nacken
❍ Arme, Hände, Finger
❍ Rumpf, Bauch, Po
❍ Beine, Füße, Zehen
❍ Geschlechtsorgane, Brüste

B3 An wie vielen Tagen im letzten Monat kam dieses Verhalten vor?

❍ an 1 bis 5 Tagen
❍ an 6 bis 10 Tagen
❍ an 11 bis 15 Tagen
❍ an mehr als 15 Tagen

B4 Wie oft am Tag kam es im Durchschnitt vor?

❍ weniger als 1-mal pro Tag
❍ bis 2-mal pro Tag

❍ bis 4-mal pro Tag
❍ 5-mal oder häufiger pro Tag

B5 Wie oft hast du bei diesem Verhalten Schmerzen empfunden?
❍ nie
❍ ab und zu
❍ meistens
❍ immer

B6 Wie stark waren deine Schmerzen bei diesem Verhalten?
❍ nicht vorhanden
❍ gering
❍ mäßig
❍ stark
❍ sehr stark

B7 Wenn dieses Verhalten auftrat, dann …

	1 = nie	2 = manchmal	3 = oft	4 = immer
war dieses Verhalten vorab geplant?	1	2	3	4
war ich mir bewusst, wie es zu diesem Verhalten kam?	1	2	3	4
versorgte ich selbst meine Wunde(n)?	1	2	3	4
hielt ich dieses Verhalten vor anderen verborgen?	1	2	3	4

1 = überhaupt nicht 2 = ein wenig 3 = einigermaßen 4 = ziemlich 5 = sehr

B8 Wie hast du dich gefühlt, BEVOR dieses Verhalten auftrat?

Froh	1	2	3	4	5
Erleichtert	1	2	3	4	5
Nervös	1	2	3	4	5
Gelangweilt	1	2	3	4	5
Ich war wütend auf mich selbst	1	2	3	4	5
Ich war wütend auf andere	1	2	3	4	5

Ängstlich	1	2	3	4	5
Traurig	1	2	3	4	5
Schuldig	1	2	3	4	5
Andere Gefühle (Beschreibung) ____________					

B9 Wie hast du dich gefühlt, NACHDEM dieses Verhalten auftrat?

Froh	1	2	3	4	5
Erleichtert	1	2	3	4	5
Nervös	1	2	3	4	5
Gelangweilt	1	2	3	4	5
Ich war wütend auf mich selbst	1	2	3	4	5
Ich war wütend auf andere	1	2	3	4	5
Ängstlich	1	2	3	4	5
Traurig	1	2	3	4	5
Schuldig	1	2	3	4	5
Andere Gefühle (Beschreibung) ____________					

B10 Warum hast du dich so verhalten?

Um es zu genießen	1	2	3	4	5
Um negative Gefühle zu vermeiden oder zu unterdrücken	1	2	3	4	5
Um schmerzhafte Vorstellungen oder Erinnerungen zu vermeiden oder zu unterdrücken	1	2	3	4	5
Um in eine Art Dämmerzustand zu geraten	1	2	3	4	5
Um von anderen beachtet zu werden	1	2	3	4	5
Um mich aus einem Dämmerzustand zu befreien	1	2	3	4	5
Um mich zu bestrafen	1	2	3	4	5
Um mich selbst unattraktiv zu machen	1	2	3	4	5
Um Suizidgedanken zu vermeiden oder zu unterdrücken	1	2	3	4	5
Um mir selbst zu zeigen, dass ich stark bin	1	2	3	4	5
Um anderen zu zeigen, dass ich stark bin	1	2	3	4	5

Um zu vermeiden, dass ich Aufgaben erledigen muss, die ich nicht gerne mache	1	2	3	4	5
Um Aktivitäten für die Schule, die Arbeit oder in anderen Bereichen zu entgehen	1	2	3	4	5
Um das Zusammensein mit anderen zu vermeiden	1	2	3	4	5

Andere Gründe (Beschreibung) ______________________________

C1 Wann hast du dich das letzte Mal SELBST ABSICHTLICH GESCHNITTEN/GERITZT?

❍ vor einer Woche (gehe zu C2)
❍ vor einem Monat (gehe zu Frage C2)
❍ vor mehreren Monaten (gehe zu Frage D1)
❍ vor mehr als einem Jahr (gehe zu Frage D1)
❍ noch nie (geh zu Frage D1)

C2 An welchem Körperteil?

❍ Kopf, Hals, Nacken
❍ Arme, Hände, Finger
❍ Rumpf, Bauch, Po
❍ Beine, Füße, Zehen
❍ Geschlechtsorgane, Brüste

C3 An wie vielen Tagen im letzten Monat kam dieses Verhalten vor?

❍ an 1 bis 5 Tagen
❍ an 6 bis 10 Tagen
❍ an 11 bis 15 Tagen
❍ an mehr als 15 Tagen

C4 Wie oft am Tag kam es im Durchschnitt vor?

❍ weniger als 1-mal pro Tag
❍ bis 2-mal pro Tag
❍ bis 4-mal pro Tag
❍ 5-mal oder häufiger pro Tag

C5 Wie oft hast du bei diesem Verhalten Schmerzen empfunden?

❍ nie
❍ ab und zu
❍ meistens
❍ immer

C6 Wie stark waren deine Schmerzen bei diesem Verhalten?

❍ nicht vorhanden
❍ gering
❍ mäßig
❍ stark
❍ sehr stark

C7 Wenn dieses Verhalten auftrat, dann …

1 = nie 2 = manchmal 3 = oft 4= immer				
war dieses Verhalten vorab geplant?	1	2	3	4
war ich mir bewusst, wie es zu diesem Verhalten kam?	1	2	3	4
versorgte ich selbst meine Wunde(n)?	1	2	3	4
hielt ich dieses Verhalten vor anderen verborgen?	1	2	3	4

1 = überhaupt nicht 2 = ein wenig 3 = einigermaßen 4 = ziemlich 5 = sehr

C8 Wie hast du dich gefühlt, BEVOR dieses Verhalten auftrat?

Froh	1	2	3	4	5
Erleichtert	1	2	3	4	5
Nervös	1	2	3	4	5
Gelangweilt	1	2	3	4	5
Ich war wütend auf mich selbst	1	2	3	4	5
Ich war wütend auf andere	1	2	3	4	5
Ängstlich	1	2	3	4	5
Traurig	1	2	3	4	5
Schuldig	1	2	3	4	5

Andere Gefühle (Beschreibung) ____________________

C9 Wie hast du dich gefühlt, NACHDEM dieses Verhalten auftrat?

Froh	1	2	3	4	5
Erleichtert	1	2	3	4	5
Nervös	1	2	3	4	5
Gelangweilt	1	2	3	4	5
Ich war wütend auf mich selbst	1	2	3	4	5
Ich war wütend auf andere	1	2	3	4	5
Ängstlich	1	2	3	4	5
Traurig	1	2	3	4	5
Schuldig	1	2	3	4	5

Andere Gefühle (Beschreibung) ______________________

C10 Warum hast du dich so verhalten?

Um es zu genießen	1	2	3	4	5
Um negative Gefühle zu vermeiden oder zu unterdrücken	1	2	3	4	5
Um schmerzhafte Vorstellungen oder Erinnerungen zu vermeiden oder zu unterdrücken	1	2	3	4	5
Um in eine Art Dämmerzustand zu geraten	1	2	3	4	5
Um von anderen beachtet zu werden	1	2	3	4	5
Um mich aus einem Dämmerzustand zu befreien	1	2	3	4	5
Um mich zu bestrafen	1	2	3	4	5
Um mich selbst unattraktiv zu machen	1	2	3	4	5
Um Suizidgedanken zu vermeiden oder zu unterdrücken	1	2	3	4	5
Um mir selbst zu zeigen, dass ich stark bin	1	2	3	4	5
Um anderen zu zeigen, dass ich stark bin	1	2	3	4	5
Um zu vermeiden, dass ich Aufgaben erledigen muss, die ich nicht gerne mache	1	2	3	4	5
Um Aktivitäten für die Schule, die Arbeit oder in anderen Bereichen zu entgehen	1	2	3	4	5
Um das Zusammensein mit anderen zu vermeiden	1	2	3	4	5

Andere Gründe (Beschreibung) ______________________

D1 Wann hast du dich das letzte Mal SELBST ABSICHTLICH VERBRANNT?

❍ vor einer Woche (gehe zu D2)
❍ vor einem Monat (gehe zu Frage D2)
❍ vor mehreren Monaten (gehe zu Frage E1)
❍ vor mehr als einem Jahr (gehe zu Frage E1)
❍ noch nie (geh zu Frage E1)

D2 An welchem Körperteil?

❍ Kopf, Hals, Nacken
❍ Arme, Hände, Finger
❍ Rumpf, Bauch, Po
❍ Beine, Füße, Zehen
❍ Geschlechtsorgane, Brüste

D3 An wie vielen Tagen im letzten Monat kam dieses Verhalten vor?

❍ an 1 bis 5 Tagen
❍ an 6 bis 10 Tagen
❍ an 11 bis 15 Tagen
❍ an mehr als 15 Tagen

D4 Wie oft am Tag kam es im Durchschnitt vor?

❍ weniger als 1-mal pro Tag
❍ bis 2-mal pro Tag
❍ bis 4-mal pro Tag
❍ 5-mal oder häufiger pro Tag

D5 Wie oft hast du bei diesem Verhalten Schmerzen empfunden?

❍ nie
❍ ab und zu
❍ meistens
❍ immer

D6 Wie stark waren deine Schmerzen bei diesem Verhalten?

❍ nicht vorhanden
❍ gering
❍ mäßig
❍ stark
❍ sehr stark

D7 Wenn dieses Verhalten auftrat, dann ...

1 = nie 2 = manchmal 3 = oft 4 = immer

war dieses Verhalten vorab geplant?	1	2	3	4
war ich mir bewusst, wie es zu diesem Verhalten kam?	1	2	3	4
versorgte ich selbst meine Wunde(n)?	1	2	3	4
hielt ich dieses Verhalten vor anderen verborgen?	1	2	3	4

1 = überhaupt nicht 2 = ein wenig 3 = einigermaßen 4 = ziemlich 5 = sehr

D8 Wie hast du dich gefühlt, BEVOR dieses Verhalten auftrat?

Froh	1	2	3	4	5
Erleichtert	1	2	3	4	5
Nervös	1	2	3	4	5
Gelangweilt	1	2	3	4	5
Ich war wütend auf mich selbst	1	2	3	4	5
Ich war wütend auf andere	1	2	3	4	5
Ängstlich	1	2	3	4	5
Traurig	1	2	3	4	5
Schuldig	1	2	3	4	5

Andere Gefühle (Beschreibung) ____________________

D9 Wie hast du dich gefühlt, NACHDEM dieses Verhalten auftrat?

Froh	1	2	3	4	5
Erleichtert	1	2	3	4	5

Nervös	1 2 3 4 5
Gelangweilt	1 2 3 4 5
Ich war wütend auf mich selbst	1 2 3 4 5
Ich war wütend auf andere	1 2 3 4 5
Ängstlich	1 2 3 4 5
Traurig	1 2 3 4 5
Schuldig	1 2 3 4 5
Andere Gefühle (Beschreibung)	______________________

D10 Warum hast du dich so verhalten?

Um es zu genießen	1 2 3 4 5
Um negative Gefühle zu vermeiden oder zu unterdrücken	1 2 3 4 5
Um schmerzhafte Vorstellungen oder Erinnerungen zu vermeiden oder zu unterdrücken	1 2 3 4 5
Um in eine Art Dämmerzustand zu geraten	1 2 3 4 5
Um von anderen beachtet zu werden	1 2 3 4 5
Um mich aus einem Dämmerzustand zu befreien	1 2 3 4 5
Um mich zu bestrafen	1 2 3 4 5
Um mich selbst unattraktiv zu machen	1 2 3 4 5
Um Suizidgedanken zu vermeiden oder zu unterdrücken	1 2 3 4 5
Um mir selbst zu zeigen, dass ich stark bin	1 2 3 4 5
Um anderen zu zeigen, dass ich stark bin	1 2 3 4 5
Um zu vermeiden, dass ich Aufgaben erledigen muss, die ich nicht gerne mache	1 2 3 4 5
Um Aktivitäten für die Schule, die Arbeit oder in anderen Bereichen zu entgehen	1 2 3 4 5
Um das Zusammensein mit anderen zu vermeiden	1 2 3 4 5
Andere Gründe (Beschreibung)	______________________

E1 Wann hast du dich das letzte Mal SELBST ABSICHTLICH GEBISSEN?

❍ vor einer Woche (gehe zu E2)

❍ vor einem Monat (gehe zu Frage E2)
❍ vor mehreren Monaten (gehe zu Frage F1)
❍ vor mehr als einem Jahr (gehe zu Frage F1)
❍ noch nie (geh zu Frage F1)

E2 An welchem Körperteil?
❍ Arme, Hände, Finger
❍ Rumpf, Bauch, Po
❍ Beine, Füße, Zehen
❍ Geschlechtsorgane, Brüste

E3 An wie vielen Tagen im letzten Monat kam dieses Verhalten vor?
❍ an 1 bis 5 Tagen
❍ an 6 bis 10 Tagen
❍ an 11 bis 15 Tagen
❍ an mehr als 15 Tagen

E4 Wie oft am Tag kam es im Durchschnitt vor?
❍ weniger als 1-mal pro Tag
❍ bis 2-mal pro Tag
❍ bis 4-mal pro Tag
❍ 5-mal oder häufiger pro Tag

E5 Wie oft hast du bei diesem Verhalten Schmerzen empfunden?
❍ nie
❍ ab und zu
❍ meistens
❍ immer

E6 Wie stark waren deine Schmerzen bei diesem Verhalten?
❍ nicht vorhanden
❍ gering

❍ mäßig
❍ stark
❍ sehr stark

E7 Wenn dieses Verhalten auftrat, dann …

	1 = nie	2 = manchmal	3 = oft	4 = immer
war dieses Verhalten vorab geplant?	1	2	3	4
war ich mir bewusst, wie es zu diesem Verhalten kam?	1	2	3	4
versorgte ich selbst meine Wunde(n)?	1	2	3	4
hielt ich dieses Verhalten vor anderen verborgen?	1	2	3	4

1 = überhaupt nicht 2 = ein wenig 3 = einigermaßen 4 = ziemlich 5 = sehr

E8 Wie hast du dich gefühlt, BEVOR dieses Verhalten auftrat?

Froh	1	2	3	4	5
Erleichtert	1	2	3	4	5
Nervös	1	2	3	4	5
Gelangweilt	1	2	3	4	5
Ich war wütend auf mich selbst	1	2	3	4	5
Ich war wütend auf andere	1	2	3	4	5
Ängstlich	1	2	3	4	5
Traurig	1	2	3	4	5
Schuldig	1	2	3	4	5

Andere Gefühle (Beschreibung) ______________________

E9 Wie hast du dich gefühlt, NACHDEM dieses Verhalten auftrat?

Froh	1	2	3	4	5
Erleichtert	1	2	3	4	5
Nervös	1	2	3	4	5
Gelangweilt	1	2	3	4	5
Ich war wütend auf mich selbst	1	2	3	4	5

	1	2	3	4	5
Ich war wütend auf andere	1	2	3	4	5
Ängstlich	1	2	3	4	5
Traurig	1	2	3	4	5
Schuldig	1	2	3	4	5
Andere Gefühle (Beschreibung) ______________________					

E10 Warum hast du dich so verhalten?

Um es zu genießen	1	2	3	4	5
Um negative Gefühle zu vermeiden oder zu unterdrücken	1	2	3	4	5
Um schmerzhafte Vorstellungen oder Erinnerungen zu vermeiden oder zu unterdrücken	1	2	3	4	5
Um in eine Art Dämmerzustand zu geraten	1	2	3	4	5
Um von anderen beachtet zu werden	1	2	3	4	5
Um mich aus einem Dämmerzustand zu befreien	1	2	3	4	5
Um mich zu bestrafen	1	2	3	4	5
Um mich selbst unattraktiv zu machen	1	2	3	4	5
Um Suizidgedanken zu vermeiden oder zu unterdrücken	1	2	3	4	5
Um mir selbst zu zeigen, dass ich stark bin	1	2	3	4	5
Um anderen zu zeigen, dass ich stark bin	1	2	3	4	5
Um zu vermeiden, dass ich Aufgaben erledigen muss, die ich nicht gerne mache	1	2	3	4	5
Um Aktivitäten für die Schule, die Arbeit oder in anderen Bereichen zu entgehen	1	2	3	4	5
Um das Zusammensein mit anderen zu vermeiden	1	2	3	4	5
Andere Gründe (Beschreibung) ______________________					

F1 Wann hast du dich das letzte Mal SELBST ABSICHTLICH .... (fülle selbst aus)?

- ❍ vor einer Woche (gehe zu F2)
- ❍ vor einem Monat (gehe zu Frage F2)
- ❍ vor mehreren Monaten (Ende des Fragebogens)
- ❍ vor mehr als einem Jahr (Ende des Fragebogens)

F2 An welchem Körperteil?
❍ Kopf, Hals, Nacken
❍ Arme, Hände, Finger
❍ Rumpf, Bauch, Po
❍ Beine, Füße, Zehen
❍ Geschlechtsorgane, Brüste

F3 An wie vielen Tagen im letzten Monat kam dieses Verhalten vor?
❍ an 1 bis 5 Tagen
❍ an 6 bis 10 Tagen
❍ an 11 bis 15 Tagen
❍ an mehr als 15 Tagen

F4 Wie oft am Tag kam es im Durchschnitt vor?
❍ weniger als 1-mal pro Tag
❍ bis 2-mal pro Tag
❍ bis 4-mal pro Tag
❍ 5-mal oder häufiger pro Tag

F5 Wie oft hast du bei diesem Verhalten Schmerzen empfunden?
❍ nie
❍ ab und zu
❍ meistens
❍ immer

F6 Wie stark waren deine Schmerzen bei diesem Verhalten?
❍ nicht vorhanden
❍ gering
❍ mäßig
❍ stark
❍ sehr stark

F7 Wenn dieses Verhalten auftrat, dann …				
1 = nie 2 = manchmal 3 = oft 4 = immer				
war dieses Verhalten vorab geplant?	1	2	3	4
war ich mir bewusst, wie es zu diesem Verhalten kam?	1	2	3	4
versorgte ich selbst meine Wunde(n)?	1	2	3	4
hielt ich dieses Verhalten vor anderen verborgen?	1	2	3	4

1 = überhaupt nicht 2 = ein wenig 3 = einigermaßen 4 = ziemlich 5 = sehr					
F8 Wie hast du dich gefühlt, BEVOR dieses Verhalten auftrat?					
Froh	1	2	3	4	5
Erleichtert	1	2	3	4	5
Nervös	1	2	3	4	5
Gelangweilt	1	2	3	4	5
Ich war wütend auf mich selbst	1	2	3	4	5
Ich war wütend auf andere	1	2	3	4	5
Ängstlich	1	2	3	4	5
Traurig	1	2	3	4	5
Schuldig	1	2	3	4	5
Andere Gefühle (Beschreibung) ______________					
F9 Wie hast du dich gefühlt, NACHDEM dieses Verhalten auftrat?					
Froh	1	2	3	4	5
Erleichtert	1	2	3	4	5
Nervös	1	2	3	4	5
Gelangweilt	1	2	3	4	5
Ich war wütend auf mich selbst	1	2	3	4	5
Ich war wütend auf andere	1	2	3	4	5
Ängstlich	1	2	3	4	5
Traurig	1	2	3	4	5
Schuldig	1	2	3	4	5
Andere Gefühle (Beschreibung) ______________					
F10 Warum hast du dich so verhalten?					

Um es zu genießen	1	2	3	4	5
Um negative Gefühle zu vermeiden oder zu unterdrücken	1	2	3	4	5
Um schmerzhafte Vorstellungen oder Erinnerungen zu vermeiden oder zu unterdrücken	1	2	3	4	5
Um in eine Art Dämmerzustand zu geraten	1	2	3	4	5
Um von anderen beachtet zu werden	1	2	3	4	5
Um mich aus einem Dämmerzustand zu befreien	1	2	3	4	5
Um mich zu bestrafen	1	2	3	4	5
Um mich selbst unattraktiv zu machen	1	2	3	4	5
Um Suizidgedanken zu vermeiden oder zu unterdrücken	1	2	3	4	5
Um mir selbst zu zeigen, dass ich stark bin	1	2	3	4	5
Um anderen zu zeigen, dass ich stark bin	1	2	3	4	5
Um zu vermeiden, dass ich Aufgaben erledigen muss, die ich nicht gerne mache	1	2	3	4	5
Um Aktivitäten für die Schule, die Arbeit oder in anderen Bereichen zu entgehen	1	2	3	4	5
Um das Zusammensein mit anderen zu vermeiden	1	2	3	4	5
Andere Gründe (Beschreibung) ______________________					

5. Selbsthilfe bei Selbstverletzung

Falls du auf dem *Selbstschädigungsfragebogen* eine oder mehrere Formen selbstverletzenden Verhaltens angegeben hast, raten wir dir, auch den *Selbstverletzungsfragebogen* auszufüllen. Wenn du diesen Fragebogen möglichst ehrlich ausfüllst, können dir die Antworten bei deiner Suche nach Lösungen eine gute Richtschnur sein. In diesem Kapitel beschäftigen wir uns damit, wie du damit aufhören kannst, dich selbst zu verletzen.[17] Wir verwenden dazu einen Vierstufen-Plan.

Stufe 1: Untersuchung der Motivation

Zunächst solltest du dich vor allem fragen, ob du dein selbstverletzendes Verhalten aufgeben willst. Bist du, mit anderen Worten gesagt, ausreichend motiviert, damit aufzuhören? Vielleicht erkennst du den Ernst der Lage noch nicht, oder du »brauchst« dein selbstverletzendes Verhalten noch und glaubst, es noch nicht aufgeben zu können. Die Tatsache, dass du dieses Buch liest, weist allerdings darauf hin, dass dir dein Problem schon irgendwie bewusst ist. Willst du es ernstlich in Angriff nehmen, weil es dir um dich selbst geht? Oder willst du vielleicht vor allem daran arbeiten, um andere zu beruhigen?

> *Wenn deine Lehrer und Eltern davon wissen, wird es noch schlimmer. Erst wenn du dich selbst dafür entscheidest, damit aufzuhören, bist du einen Schritt weiter. Aber es ist schwierig, sich selbst vollkommen davon zu überzeugen, denn tief in seinem Innern will man eigentlich nicht damit aufhören. Es macht schrecklich süchtig. Ich kann mich zurückhalten, aber nicht, weil ich es nicht mehr tun will, sondern weil ich mir sonst doch nur neue Schwierigkeiten einhandele. Mit den Nar-*

ben umzugehen ist viel schwieriger als alles, was vorher passiert ist. Die Konfrontation mit all den Emotionen, der Wut und den Tränen, die ich mir in den Körper geritzt habe und nicht spüren wollte. Die Angst vor Berührung, vor Sanftheit. Es ist unmöglich, seine Vergangenheit hinter sich zu lassen, wenn sie einem auf den Arm geschrieben ist. Es ist schön, es ist beruhigend und es macht süchtig!! … Aber später hat man verdammt viele Probleme damit! Das ist das Ganze nicht wert. Versuche nie herauszufinden, wie es sich anfühlt, es ist ein einziges Elend. Aber ich bin auch dankbar; denn ich bin dadurch gewachsen, ich sehe das Leben heute mit anderen Augen, ich bin ein anderer Mensch geworden. Aber es ist immer noch schwierig, meinen Arm als einen Teil meines Körpers anzusehen. Die roten Linien quälen mich am stärksten, sie verfließen zu einem Kunstwerk aus ungeweinten Tränen.[18]

Um herauszufinden, ob du dein selbstverletzendes Verhalten wirklich aufgeben willst, kannst du eine Liste der Vor -und Nachteile erstellen. Manche Jungendliche behaupten, dass ihr selbstverletzendes Verhalten für sie keine Vorteile, sondern nur Nachteile habe. Das ist aber eher unwahrscheinlich. Denn ein Verhalten, das bestraft wird – das mehr Nachteile als Vorteile bringt –, geben wir von selbst auf, während wir ein Verhalten, das belohnt wird – das mehr Vorteile als Nachteile bringt –, beibehalten. Erstelle eine Liste der Vorteile und eine Liste der Nachteile deiner Selbstverletzungen und bewerte deren Bedeutung auf einer Skala von 1 (überhaupt nicht wichtig) bis 5 (sehr wichtig). Wenn du alle Werte dieser beiden Listen addierst, gewinnst du eine Vorstellung davon, was für dich den Ausschlag gibt: die Vor- oder die Nachteile. Wenn die Vorteile erheblich größer sind als die Nachteile, ist selbstverletzendes Verhalten für dich sehr wichtig. Es wird dann nicht einfach sein, es aufzugeben. Sind die Nachteile hingegen größer als die Vorteile, wird es wahrscheinlich leichter sein, damit aufzuhören. Manchmal vergisst man auch bestimmte Vor- und Nachteile, weil man nicht direkt daran denkt oder sie nicht wahrhaben will. Da kommt es darauf an, sich selbst gegenüber ehrlich zu sein.

Jan haben wir durch seine Antworten auf den Fragebögen zur Selbstschädigung und zur Selbstbeschreibung in Kapitel 4 schon kurz kennengelernt. Der Therapeut, bei dem er in Behandlung gewesen war, hatte ihn gebeten, die Vor- und Nachteile seines selbstverletzenden Verhaltens aufzulisten. In seiner ersten Auflistung hatte Jan vor allem die Vorteile seines selbstverletzenden Verhaltens aufgezählt. Doch nach einem Gespräch mit seinem Therapeuten hatte er eine weitere Liste erstellt, der er zahlreiche Nachteile hinzugefügt hatte, die er ursprünglich nicht gesehen hatte oder nicht hatte sehen wollen. Nachdem er einen besseren Blick für die Nachteile seines Verhaltens gewonnen hatte, konnte er sich aus eigener Einsicht dazu entschließen, etwas daran zu ändern.

Vor- und Nachteile von Jans selbstverletzendem Verhalten vor und nach dem Gespräch mit seinem Therapeuten

---

Vorteile

- Ich kann anderen zeigen, wie stark ich bin (4)*.
- Meine Freunde bewundern mich (5).
- Ich traue mich etwas, was andere sich nicht trauen (4).
- Ich habe ein Geheimnis, das meine Eltern nicht kennen (3).
- Es gibt mir ein gutes Gefühl (3).

Summe = 19

NACH DEM GESPRÄCH

- Ich finde mich selbst cool (4).

Nachteile:

- Meine Arme tun mir danach manchmal weh (4).
- Ich finde es manchmal ein bisschen verrückt (4).

Summe = 8

NACH DEM GESPRÄCH

- Ich lüge meine Eltern an (3).
- Ich habe Angst, verrückt zu werden (4).

	– Wegen meiner Wunden traue ich mich nicht, T-Shirts zu tragen oder schwimmen zu gehen (5). – Ich wünsche mir, es wäre anders, und das macht mich traurig (5).
Endsumme = 23	*Endsumme = 25*

*Bewertung von 1 (überhaupt nicht wichtig) bis 5 (sehr wichtig)

Stufe 2: Gründliche Selbstbeobachtung

Die genannten »Vorteile« sagen bereits etwas über den Sinn oder die Motive einer Selbstverletzung aus. Welche Erklärungen es im Allgemeinen für selbstverletzendes Verhalten gibt, haben wir schon im Kapitel 3 besprochen. Dort haben wir auch darauf hingewiesen, dass die wichtigste Erklärung für selbstverletzendes Verhalten in den Auswirkungen zu finden ist. Daher suchen wir nicht nach den Ursachen, sondern nehmen die Folgen in den Blick: »Was kann man mit selbstverletzendem Verhalten erreichen?« und »Was bezweckt man damit?« Wir sprechen hier also über die »Funktionen« oder den Sinn dieses Verhaltens. Auch der Selbstverletzungsfragebogen versucht diese Funktionen aufzuspüren. Mit seiner Hilfe kann man herausfinden, dass selbstverletzendes Verhalten in unterschiedlichen Situationen auftritt und verschiedene Funktionen haben kann, etwa die Funktion, ein unangenehmes Gefühl zu mildern, sich selbst zu bestrafen, in eine Art Rausch oder Trance zu geraten oder sich gerade daraus zu befreien.

Wenn du zu der Entscheidung gekommen bist, etwas gegen dein selbstverletzendes Verhalten tun zu wollen, musst du es zunächst detailliert analysieren. Es geht dabei um eine gründliche Selbstbeobachtung. Nach dem Ausfüllen der Selbsttests und Fragebögen (siehe Kapitel 4) untersuchst du nun, wann du dich selbst verletzt hast und welche Funktion(en) dieses Verhalten für dich hat. Eine solche Beobachtung nennt man *Funktionsanalyse.* Dazu verwendet man Funktionskarten. Für jede Form selbstverletzenden Verhaltens erstellt man eine eigene Karteikarte. Jedes Mal, wenn du dich selbst verletzt hast oder den Drang dazu verspürst, füllst du eine solche Karteikarte aus:

- *Verhalten*: Beschreibe dein selbstverletzendes Verhalten: Was hast du getan? Auf welche Weise hast du dich selbst verletzt? (zum Beispiel: Ich habe mir mit dem Messer in den Arm geschnitten).
- *Situation*: Wo (zum Beispiel zu Hause, in der Schule, bei der Arbeit), wann (zum Beispiel sonntagabends, mittwochnachmittags um vier Uhr) und mit wem warst du zusammen (zum Beispiel: ich war allein, ich war mit meinen Freunden zusammen), als du dich verletzt hast?
- *Vorher*: Was hast du unmittelbar davor getan (zum Beispiel: Ich habe mich gelangweilt, mich gestritten), wie hast du dich gefühlt (zum Beispiel: Ich war auf mich selbst böse, traurig, ängstlich) und was hast du gedacht (zum Beispiel: Ich kann nichts, niemand akzeptiert mich)?
- *Nachher:* Was hast du getan, nachdem du dich selbst verletzt hast (zum Beispiel: Ich habe meine Wunde versorgt, Hilfe gesucht, ich bin schlafen gegangen), wie hast du dich danach gefühlt (zum Beispiel erleichtert, schuldig) und was hast du danach gedacht (zum Beispiel: Es ist keine Lösung, wie dumm ich doch bin)?
- *Funktion*: Versuche zu beschreiben, warum du es getan hast und was du damit erreichen wolltest (zum Beispiel: Ich wollte mich selbst bestrafen).
- *Alternativen*: Notiere, ob und wie du versucht hast, das selbstverletzende Verhalten zu verhindern oder hinauszuzögern (zum Beispiel: Ich versuchte noch, meinen Freund anzurufen).

Karte zur Funktionsanalyse selbstverletzenden Verhaltens

Verhalten:
Was hast du getan?

Situation
Wo und wann?
Allein und mit wem?

Vorher
Was hast du davor getan?
Was hast du davor gefühlt?
Was hast du davor gedacht?

Nachher
Was hast du danach getan?
Was hast du danach gefühlt?
Was hast du danach gedacht?

Funktion
Warum hast du es getan?
Was wolltest du erreichen?

Alternativen
Was hast du getan, um es zu verhindern oder hinauszuzögern?

Sarahs Funktionskarte

Verhalten
Was hast du getan? *Ich habe mir mit einem Rasiermesser in den linken Arm geschnitten.*

Situation
Wo und Wann? *Im Badezimmer, am Montagabend um acht Uhr.*
Allein oder mit wem? *Allein.*

Vorher
Was hast du davor getan? *Ich habe mich mit meiner Mutter gestritten.*
Was hast du davor gefühlt? *Ich fühlte mich im Stich gelassen, wütend, traurig.*
Was hast du davor gedacht? *Niemand mag mich.*

Nachher
Was hast du danach getan? *Zunächst ließ ich es bluten, dann wickelte ich ein Taschentuch um den Arm.*
Was hast du danach gefühlt? *Erleichterung, Wut, Schuld.*
Was hast du danach gedacht? *Ich hätte tiefer schneiden sollen.*

Funktion
Warum hast du das getan? *Aus Wut, glaube ich.*
Was wolltest du erreichen? *Ich wollte Schmerz fühlen und Blut sehen.*

Alternativen
Was hast du getan, um es zu verhindern oder hinauszuzögern? *Nichts.*

Wenn du dich mehrfach selbst verletzt und dazu verschiedene Funktionskarten ausgefüllt hast, wird dir vielleicht auffallen, in welcher Art von Situationen du vor allem zur Selbstverletzung neigst und warum du das tust. Selbst bei der gleichen Person kann es sich dabei natürlich um unterschiedliche Situationen und Funktionen handeln. Jemand kann sich beispielsweise nach einem Essanfall selbst Brandwunden zufügen, um sich damit zu bestrafen, und sich in Momenten der Langeweile und Einsamkeit ritzen, um ein quälendes Gefühl zu lindern. Jan, Nelleke, Lotte und Sarah, unsere Beispielpersonen, haben ihr selbstverletzendes Verhalten mit Hilfe des Fragebogens zur Selbstverletzung und mittels mehrerer Funktionskarten beschrieben. Wir fassen ihre Verhaltensweisen kurz zusammen.

Jan (16 Jahre)

Jan berichtet, dass er sich ein- oder zweimal wöchentlich Verbrennungen zufügt. Er hat dabei immer heftige Schmerzen. Er handelt nicht nach einem festen Plan, ist sich aber sehr wohl bewusst, dass es häufiger vorkommt. Er verbirgt seine Brandwunden vor seinen Eltern, aber nicht vor seinen Freunden. Er versorgt seine Wunden nicht. Meistens verbrennt er sich selbst, wenn er abends mit seinen Freunden weggeht. Er fühlt sich den anderen in der Gruppe unterlegen und glaubt, dass sie ihn für einen Langweiler halten. Er fügt sich Brandwunden zu, um seinen Freunden zu zeigen, wie stark er ist. Nachdem er sich verbrannt hat, fühlt er sich zunächst erleichtert, weil er seine Freunde beeindruckt hat. Später, wenn er zu Hause ist, bedauert er sein Verhalten oft, weil er weiß, dass es keine Lösung ist.

Nelleke (15 Jahre)

Nelleke erzählt, dass sie sich zwei- bis dreimal pro Woche in die Arme und Oberschenkel schneidet. Das tut manchmal ein bisschen weh. Meistens passiert es überraschend und manchmal weiß sie nicht mehr, wie es dazu kam, als wäre sie für einen Moment in eine andere Welt abgetaucht. Sie versorgt ihre Wunden nicht und verbirgt sie vor anderen. Sie schneidet sich oft, wenn sie allein in ihrem Zimmer ist, und fühlt sich dann sehr deprimiert und traurig. Sie glaubt, sie sei nichts wert, weil sie sich – aus Geldmangel – im Vergleich mit ihren Freundinnen weniger leisten kann. Nachdem sie sich geschnitten hat, fühlt sie sich zunächst erleichtert, sie hört kurze Zeit auf zu grübeln, aber das dauert nicht lang, weil sie sich schon bald wieder schuldig fühlt. Da sie meistens nicht bemerkt, wie es dazu kommt, tut Nelleke nichts, um das Schneiden zu verhindern.

Lotte (19 Jahre)

Es kommt vor, dass Lotte sich mehrmals pro Woche in Arme, Beine, Bauch und Brüste schneidet. Sie fühlt zwar den Schmerz, aber das ist ihr egal. Sie verletzt sich meistens selbst, nachdem sie zu viel gegessen hat und sich dann dick und hässlich fühlt. Sie muss sich dann bestrafen, weil sie nicht genug »Charakter« besitzt, dem Essen zu widerstehen. Eigentlich würde sie sich in solchen Momenten am liebsten umbringen, aber dazu fehlt ihr der Mut, daher verletzt sie sich nur oberflächlich. Wenn sie ihrer Gedanken an Essen und an ihr Gewicht nicht Herr wird, wenn es ihr nicht gelingt, den Schalter umzulegen, schlägt sie ihren Kopf gegen die Wand in der Hoffnung, »sich die Gedanken aus dem Kopf schlagen zu können«. Nachdem sie sich geschnitten hat, fühlt sie sich erleichtert, sie hat ihren »wohlverdienten Lohn« erhalten. Ihre Schnittwunden kann sie inzwischen selbst versorgen. Nach dem Kopfschlagen hat sie oft Schmerzen und manchmal verliert sie kurz das Bewusstsein. Wenn ihr vor Schmerzen »der Kopf platzt«, nimmt sie ein Aspirin. In den Momenten, in denen Lotte sich verletzen will, kann sie an nichts anderes denken und will dann auch nichts anderes tun. Andere Dinge (Alternativen) helfen ihrer Meinung nach doch nichts.

Sarah (21 Jahre)

Auf dem Fragebogen zur Selbstverletzung gibt Sarah an, dass sie sich selbst manchmal sogar mehrmals am Tag Brand- und Schnittwunden zufügt. Dabei verspürt sie kaum Schmerzen. Es kommt ihr dann so vor, als sei sie in einer anderen Welt. Das passiert oft, wenn sie daran denkt, wie ihr Stiefvater sie missbraucht hat. Dann gleitet sie weg und verschwindet in einer Art Trancezustand. Durch das Schneiden – und vor allem durch den Anblick und das Fühlen ihres Blutes – kehrt sie wieder in die Realität zurück. Sie verbrennt sich, um sich selbst unattraktiver zu machen. Sie hofft, dass Männer sie dann in Ruhe lassen. Nach den Selbstverletzungen hat sie

Schuldgefühle. Sie glaubt, sie sei ein hoffnungsloser Fall, weil sie dieses Verhalten trotz der guten Ratschläge und der Hilfe ihres Hausarztes und eines Psychologen nicht aufgeben kann. Hin und wieder sucht sie nach Alternativen, sie treibt Sport, geht spazieren oder fährt Rad, aber sobald der Drang zu stark wird, gibt sie ihm doch nach. Mehrmals musste sie den Hausarzt aufsuchen, um ihre Wunden nähen zu lassen. Und einmal landete sie auf der Notfallstation der Klinik, weil sie zu tief geschnitten hatte. (»Vielleicht wollte ich mir damals doch das Leben nehmen.«)

Untersuchungen bei Patienten, die wegen ihrer Selbstverletzungen in eine Klinik aufgenommen wurden, ergaben, dass sie sich vor allem abends verletzen, wenn sie allein sind.[19] Meistens ist unmittelbar davor etwas passiert, was sie aus der Fassung gebracht hatte, zum Beispiel ein Streit, ein Missgeschick oder ein Fehlschlag. Sie fühlen sich daher schlecht, wütend, traurig, ängstlich, oft ist es auch ein Gemisch aus unterschiedlichen Gefühlen, und sie denken negativ über sich selbst. Die Selbstverletzung dient oft dazu, sich selbst zu beruhigen, anschließend fühlen sie sich wirklich ein wenig erleichtert. Aber nach einiger Zeit kommen Schuldgefühle auf und sie ärgern sich über sich selbst, weil ihnen bewusst wird, dass selbstverletzendes Verhalten keine Lösung ist. Außerdem bleiben von den Verletzungen Wunden und Narben zurück, für die sie sich oft schämen. In einem solchen Moment besteht eine große Bereitschaft, etwas am eigenen Verhalten zu ändern. Aber was und wie?

Stufe 3: Fallstricke vermeiden

Die Funktionskarten dokumentieren die Situationen, in denen selbstverletzendes Verhalten vorkommt. Dabei kann es sich um ganz konkrete Orte handeln, zum Beispiel nur im Schlafzimmer oder im Badezimmer. Aber auch der Zeitpunkt kann einem festen Muster folgen, zum Beispiel meistens abends. Außerdem kann es sich um Situationen handeln, die mit bestimmten Gefühlen, Erlebnissen oder Erinnerungen verknüpft sind, zum Beispiel immer dann, wenn jemand allein zu Hause ist. Wenn in bestimmten Situationen ein absehbares Risiko besteht, sich selbst zu verletzen, kann es ein erster Schritt in die richtige Richtung sein, diese Situationen zu vermeiden. Auch Suchtkranke lernen, Fallstricke zu vermeiden, die mit Rauchen, Trinken oder Drogenkonsum verbunden sind. Anfangs sind sie nicht stark genug, sich Risikosituationen, zum Beispiel dem Besuch in einem Café oder einer Diskothek, auszusetzen und dem starken Drang oder der Verführung zu widerstehen. Auf Außenstehende mag dieses Vermeidungsverhalten vielleicht »schwach« wirken, aber es ist ein wichtiger Schritt, um den Teufelskreis zu durchbrechen. Das trifft auch auf selbstverletzendes Verhalten zu: Wenn du dein selbstverletzendes Verhalten aufgeben willst, musst du zunächst einmal die entsprechenden Fallstricke erkennen und diese meiden, bis du gelernt hast, selbstverletzendes Verhalten durch gesundes zu ersetzen (siehe Stufe 4).

Funktionskarten können dir dabei helfen, die Risikosituationen zu erkennen. Wir sprechen in diesem Zusammenhang auch von »Triggern« oder »Auslösern«, also von Reizen, die den Drang auslösen, sich selbst zu verletzen. Manchmal sind es Reize, bei denen man nicht sofort erkennt, warum sie diesen Wunsch entstehen lassen. Vielleicht ist es ein Ort, der bestimmte Gefühle oder Erinnerungen weckt, zum Beispiel an Erfahrungen körperlichen oder sexuellen Missbrauchs, oder ein Ort, an dem du dich in der Vergangenheit schon häufiger selbst verletzt hast. Manchmal genügt schon der Anblick eines scharfen Gegenstands oder eines Feuerzeugs, um den Drang, sich zu schneiden oder sich zu verbrennen auszulösen. Du solltest daher versuchen, dich von »gefährlichen Gegenständen« fernzuhalten, zum Beispiel kein Messer oder keine Schere in deinem Zimmer aufbewahren.

Das sind natürlich bloß zeitweilige Regeln, die selbstverletzendes Verhalten nur eine Weile hinauszögern. Zudem kannst du nicht alle Risikosituationen vorhersehen, und selbst wenn das möglich wäre, könntest du sie nicht alle umgehen. Du kannst z. B. nicht immer dein Zimmer meiden oder alle scharfen Gegenstände aus dem Haus verbannen. Um dein selbstverletzendes Verhalten zu beenden, muss also mehr geschehen. Stufe 4 ist daher auch sehr wichtig.

Stufe 4: Alternativen nutzen

Statt Situationen zu umgehen, in denen es dir schwer fällt, dich nicht zu verletzen, kannst du auch versuchen, selbstverletzendes durch weniger schädliches Verhalten zu ersetzen. Diese Ersatzhandlungen nennen wir *Alternativen*. Die Alternativen sollten einen ähnlichen Effekt haben wie das selbstverletzende Verhalten, jedoch ohne deiner Gesundheit zu schaden. Möglichkeiten sind: Sport treiben, schwimmen, laufen, joggen, Kreuzworträtsel lösen, fernsehen, Computerspiele spielen oder Freunde besuchen. Bei der Wahl der Alternativen solltest du folgende Richtlinien beachten:

Die Alternative muss zu einer schnellen Entladung führen

Wenn du angespannt, verärgert oder enttäuscht bist, musst du die Spannung oder das unangenehme Gefühl schnell loswerden. Dafür brauchst du eine sofort nutzbare Alternative, die dafür sorgt, dass du deine Gefühle schnell und aktiv abreagieren kannst. Körperliche Anstrengungen sind die nächstliegenden Alternativen, da sie sofort zu einer Entladung der Gefühle führen. Per Handy oder Internet Kontakt zu seinen Freunden zu suchen, kann auch eine gute Möglichkeit sein, negative Gefühlen abzuleiten, aber das ist nicht immer möglich, zum Beispiel wenn sie nicht direkt erreichbar sind. Auch ruhige Aktivitäten wie Puzzeln oder Kreuzworträtsel Lösen stellen geeignete Alternativen dar, aber sie sind für eine schnelle Gefühlsentladung manchmal doch zu passiv. Computerspiele oder schwierige Puzzles sind eine bessere Ableitungsmöglichkeit, weil sie viel Konzentration erfordern. Auch Musik zu hören kann hilfreich sein, vor allem, wenn du dabei noch wild tanzt, denn damit kannst du dich auch körperlich von deinen Gefühlen befreien.

Die Alternative darf dir nicht schaden

Die gewählte Alternative darf deiner Gesundheit in keiner Weise, weder kurz- noch langfristig, schaden. Sich zu ritzen, statt sich zu verbrennen, ist natürlich keine Lösung, sondern nur eine Verschiebung des Problems. Alkohol oder Drogen zu konsumieren oder eine Menge Süßigkeiten zu essen, kann dich zwar beruhigen, führt aber zu neuen Problemen. Auch Sport zu treiben, Laufen, Joggen, Fitness, kann schädlich sein, wenn man es übertreibt.

Die Alternative darf anderen nicht schaden

Wenn man sich ärgert oder enttäuscht ist, hat man manchmal auch Lust, jemand anderen zu beschimpfen oder ihm eine Ohrfeige zu verpassen. Damit löst man das Problem aber nicht, sondern schafft nur neue Probleme und behandelt andere so, wie man selbst auch nicht behandelt werden möchte. Auch Gegenstände zu zerstören, zum Beispiel etwas auf den Boden zu werfen, ist keine gute Alternative. Boxe lieber in ein Kissen oder zerreiße ein paar alte Zeitungen, wenn du deine Wut auf gesunde, unschädliche Weise abreagieren willst.

Erstelle nun eine Liste deiner Alternativen. Beginne mit Alternativen, die du allein ausführen kannst. Danach kannst du Alternativen suchen, an denen auch andere beteiligt sind. Was dir wirklich hilft, kannst du nur feststellen, wenn du die Alternativen ausprobierst. Du musst damit rechnen, dass sie nicht immer genauso gut und schnell wirken wie selbstverletzendes Verhalten, doch du solltest sie trotzdem weiter testen, denn mit der Zeit findest du sicher die beste Alternative. Als Beispiel möchten wir Nellekes und Lottes Alternativen-Listen vorstellen.

Nellekes Alternativen

Alternativen für mich allein:

- Mich mit dem Computer beschäftigen
- Laufen
- Rad fahren
- Schwimmen
- Lesen
- Kreuzworträtsel lösen
- Briefe schreiben
- Fernsehen

Alternativen mit anderen:

- Tennis spielen
- Mit meinen Freundinnen in die Stadt gehen
- Mit meiner Mutter plaudern
- Mit meinen Freunden telefonieren oder chatten
- Mit meinen Freundinnen ins Kino gehen
- Mit meiner Schwester spielen

Lottes Alternativen

Alternativen für mich allein:

- Kaltes Wasser über die Handgelenke laufen lassen
- Eine warme Dusche nehmen
- Mit sehr viel Schaum baden
- Auf ein Kissen einschlagen
- Auf dem Stepper trainieren
- Joggen
- Auf die Sonnenbank gehen

Alternativen mit anderen:

- Mit meiner Freundin Judo machen
- Freunde besuchen
- Telefonieren, mailen oder chatten
- Den Jugendclub besuchen
- Mich ehrenamtlich engagieren

Wenn es zu schwierig ist

Wenn die dargestellten Stufen nicht zu einer ausreichenden Verbesserung deiner Situation führen, kann das unterschiedliche Ursachen haben. Bist du wirklich ausreichend überzeugt davon, dass es wichtig ist, dein selbstverletzendes Verhalten aufzugeben? Vielleicht glaubst du noch zu sehr daran, dass die Vorteile überwiegen. Erstelle noch einmal eine Liste mit den Vor- und Nachteilen. Auch deine Funktionskarte zur Selbstbeobachtung kannst du noch einmal überarbeiten, denn vielleicht hast du sie zu einem Zeitpunkt ausgefüllt, an dem du etwas zu oberflächlich damit umgegangen bist. Dadurch hattest du vielleicht Risikosituationen, die du besser eine Zeit lang vermeiden solltest, nicht so genau vor Augen. Eine unzureichende Veränderung zum Positiven kann auch darauf zurückgehen, dass es dir an guten Alternativen fehlt, die das selbstverletzende Verhalten ersetzen könnten. Außerdem darfst du auch keinen zu schnellen Erfolg erwarten, vor allem dann nicht, wenn du dich schon über einen längeren Zeitraum selbst verletzt. Je häufiger und je länger du dich selbst verletzt, desto schwieriger ist es, damit aufzuhören. Man könnte dieses Verhalten auch als eine Art Sucht bezeichnen, von der du dich mit einem allmählichen »Entzug« befreist. In diesem Fall ist es wichtig, dass du einen Plan zum Abbau deines selbstverletzenden Verhaltens mit folgenden Zwischenschritten machst:

Das selbstverletzende Verhalten hinauszögern

Wenn du dich lange Zeit selbst verletzt hast und das Gefühl hast, ein wenig davon abhängig zu sein, kannst du zunächst versuchen, die Selbstverletzung hinauszuzögern. Sobald du den Drang verspürst, dich selbst zu verletzen, versuchst du, die Selbstverletzung noch fünf Minuten aufzuschieben und in der Zwischenzeit ein Alternativverhalten auszuprobieren. Das nächste Mal versuchst du, die Selbstverletzung zehn Minuten hinauszuzögern usw.

Das selbstverletzende Verhalten kontrollieren

Nach und nach versuchst du, dein selbstverletzendes Verhalten nicht nur hinauszuzögern, sondern ganz aufzugeben und durch gesunde Alternativen zu ersetzen.

Wenn dir das noch nicht gelingt und du das Gefühl hast, noch nicht ganz darauf verzichten zu können, kannst du zu kontrolliertem selbstverletzendem Verhalten übergehen. Du triffst mit dir selbst die Abmachung, dich vorläufig nur noch einmal pro Woche auf eine möglichst wenig schädliche Weise zu verletzen. Du verwendest beispielsweise einen sterilen oder sauberen Gegenstand und versorgst anschließend die Wunde.

Wundversorgung

Von jeder Form der Selbstverletzung bleiben eine kleine oder große, oberflächliche oder tiefe Wunde und möglicherweise eine dauerhafte Narbe zurück. Wenn du bereit bist, etwas an deinem selbstverletzenden Verhalten zu ändern, solltest du respektvoll mit dir umgehen. Du solltest nicht mit deinen Wunden und Narben prahlen (zum Beispiel indem du kurzärmlige Oberteile trägst oder mit großen Verbänden herumläufst), denn das kann andere schockieren. Dich selbst zu respektieren, bedeutet auch, deine Wunden zu versorgen oder versorgen zu lassen.

- Unternimm erste Schritte, um die Wunde zu versorgen.
  Wenn noch niemand von deinem selbstverletzenden Verhalten weiß und du es geheim halten willst, kann du die Wunde selbst versorgen. Sorge auf jeden Fall für das notwendige Desinfektionsmittel (das du in der Apotheke kaufen kannst). Wenn du das schwierig findest, solltest du den Hausarzt aufsuchen. Er ist von Berufs wegen zum Schweigen verpflichtet: Du kannst ihn also bitten, deinen Eltern nichts davon zu erzählen.

- Bitte um Hilfe bei der Wundversorgung
  Wenn du nicht genau weißt, wie du deine Wunden versorgen sollst, oder wenn sie gravierend aussehen, solltest du einen Menschen, der dir nahesteht, um Hilfe bitten. Wenn du dazu nicht den Mut aufbringst oder merkst, dass du dich wohl ziemlich schwer verwundet hast, nimm Kontakt mit deinem Hausarzt auf oder gehe in die Notaufnahme eines Krankenhauses. Denke daran: Unversorgte Wunden können sich entzünden, eine Menge Probleme verursachen und hässliche Narben hinterlassen!

Selbst wenn es dir gelingt, deinem selbstverletzendem Verhalten Einhalt zu gebieten, musst du damit rechnen, dass es jederzeit zu einem *Rückfall* kommen kann. Ähnlich wie eine Sucht kann selbstverletzendes Verhalten in schwierigen Momenten wieder aufleben. Bereite dich darauf vor und denke nicht, dass ein Rückfall ein Zeichen von Versagen ist. Die vier Schritte, die du zuvor erlernt hast (Motivation, Beobachtung, Vermeidung von Fallstricken und Anwendung von Alternativen) sind auch in dieser Situation wichtig. Wenn du sie sofort anwendest, kann der Rückfall von nur kurzer Dauer sein und du hast bald wieder alles im Griff. Wenn es häufig zu Rückfällen kommt oder es dir doch nicht gelingt, dein selbstverletzendes Verhalten aufzugeben, solltest du dir über eine der folgenden Fragen Gedanken machen:

1. Schaffst du es wirklich allein?

Obwohl wir mit diesem Buch das Gegenteil bewirken wollen, gibt es noch viele Tabus und viel Geheimniskrämerei um selbstverletzendes Verhalten. Die meisten Menschen, die sich selbst verletzen, behalten das lieber für sich. Scham und Schuldgefühle hindern sie daran, darüber zu sprechen. Den Vierstufen-Plan, den wir in diesem Kapitel vorgestellt haben, kannst du natürlich ganz allein ohne Hilfe anderer anwenden, aber wenn du auf die Unterstützung, den Rat und die Hilfe anderer zählen kannst, geht alles schneller und leichter. Sprich jemanden darauf an, zum Beispiel einen guten Freund oder eine gute Freundin, deine Mutter oder deinen Vater oder deine Geschwister, einen Lehrer oder deinen Hausarzt. Sie können dir, wenn du willst, bei jeder der vier Stufen behilflich sein. Wenn du es schwierig findest, die Stufen zu erklären, kannst du ihnen dieses Buch geben und ihnen die Stellen, die dich betreffen, darin zeigen.

2. Ist das Problem nicht zu groß oder zu kompliziert?

Wenn man sich auf unterschiedliche Weise selbst schädigt, beispielsweise schneidet, Alkohol trinkt, zu viel isst und sich danach erbricht, kann man zwar für jede einzelne dieser Verhaltensweisen ein Verfahren ausarbeiten, wie es hier beschrieben worden ist. Doch es besteht die Gefahr, dass sich die eine Art des selbstverletzenden Verhaltens verstärkt, sobald man eine andere reduziert oder aufgibt. Daher ist es in einem solchen Fall vielleicht wichtiger, nach den gemeinsamen Ursachen zu suchen und diese anzugehen (siehe Frage 3), womöglich ist es aber auch an der Zeit, professionelle Hilfe zu suchen (siehe Frage 4).

3. Solltest du nicht besser gegen die Ursachen angehen?

Natürlich ist es auch wichtig, das selbstverletzende oder selbstschädigende Verhalten nicht nur in den Griff zu bekommen, sondern sich auch den Faktoren, die ihm zugrunde liegen, den Ursachen also, zu widmen. In Kapitel 2 sind wir bereits auf die wichtigsten Gründe eingegangen, warum selbstverletzendes Verhalten bei Jugendlichen oft vorkommt und welche Jugendlichen besonders anfällig dafür sind. Ein negatives Selbstbild, ein Mangel an Selbstvertrauen oder eine Reihe belastender Erfahrungen wie physischer oder sexueller Missbrauch können dabei eine Rolle spielen. In Kapitel 6 und 10 findest du mehr Informationen dazu, wie man solche grundlegenden Probleme in Angriff nehmen kann.

4. Ist es vielleicht an der Zeit, professionelle Hilfe zu suchen?

Trotz aller Anstrengungen gelingt es dir womöglich nicht, dein selbstverletzendes Verhalten in den Griff zu bekommen. Vielleich findest du zu wenig Unterstützung bei den Menschen, die dir nahestehen. Oder dein Verhalten hängt mit anderen Problemen zusammen, die zu kompliziert sind, um alleine damit fertig werden zu können. Wenn das so ist, solltest du in Erwägung ziehen, professionelle Hilfe zu suchen und dein Problem mit jemandem zu besprechen, der mit solchen Dingen Erfahrungen hat. Du kannst zum Beispiel deinen Hausarzt aufsuchen und ihn um Rat fragen, er wird dich möglicherweise zu einem Psychotherapeuten überweisen. Oder du gehst zu einer Jugendberatungsstelle. Wenn du einen Lehrer hast, dem du vertraust, kannst du auch ihn ansprechen, damit er dir jemanden sucht, der dir weiterhilft. Was man von professioneller Hilfe erwarten kann, erläutern wir in Kapitel 10.

6. Selbstvertrauen aufbauen

Beim Ausfüllen des Selbstbeschreibungsfragebogens hast du vielleicht erfahren, dass du in vielerlei Hinsicht nicht besonders positiv über dich denkst. Du hast also ein negatives Selbstbild oder fühlst dich, mit anderen Worten, »nicht ganz wohl in deiner Haut«. Wir sprechen in einem solchen Fall von einem Mangel an Selbstvertrauen. Was man genau darunter versteht und was man daran ändern kann, kannst du in diesem Kapitel nachlesen.

Was ist Selbstvertrauen?

Im Wörterbuch wird Selbstvertrauen definiert als das Vertrauen darauf, aus eigener Kraft Aufgaben und Hindernisse zu bewältigen. Das bedeutet, man verfügt über eine gut ausgewogene Einschätzung der eigenen Fähigkeiten: Man überschätzt sich ebenso wenig, wie man sich unterschätzt. Selbstvertrauen fliegt uns nicht einfach zu, es entwickelt sich in unserer Kindheit aus einem Zusammenspiel von angeborenen Eigenschaften und Umgebungseinflüssen.[20] Jeder von uns besitzt einen bestimmten Charakter, der in manchen Zügen dem Charakter unserer Eltern gleicht. Er ist uns zum Teil schon von Geburt an mitgegeben. Daher sind manche Kinder »von Natur aus« eher still und zurückgezogen, andere aktiv und kontaktfreudig. In unserer Kindheit werden diese Charakterzüge im Kontakt mit unserer unmittelbaren Umgebung, vor allem mit den Eltern und der Schule, gefördert oder unterdrückt. Ist man als Kind aktiv und zu allen möglichen spontanen Aktivitäten aufgelegt, können Eltern dieses Verhalten positiv finden und fördern (»Bravo, das machst du gut!«). Dadurch entwickelt man mehr Selbstvertrauen und wird dazu ermutigt, weiterhin ähnliche oder andere Aktivitäten zu unternehmen. Auch wenn man als Kind eher still und zurückgezogen ist, von seinen Eltern jedoch positiv darin bestärkt wird, Neues zu unternehmen und auszuprobieren, erhöht sich die Chance, dass man sich auch in Zukunft gerne an neue Aktivitäten wagt. Wenn deine Eltern oder Lehrer oft zu dir sagen: »Gut so« oder »Das machst du prima«, dann empfindest du das als angenehm. Diese positiven Erfahrungen behält man in Gedächtnis und entwickelt so ein positives Selbstbild. Man fühlt, denkt und handelt aus der Erfahrung heraus, geschätzt zu werden. Man entwickelt ein Selbstwertgefühl. Aber dieser Prozess kann aus vielen Gründen auch weniger positiv verlaufen. Es gibt zahlreiche Einflüsse, die die Entwicklung von Selbstvertrauen beeinträchtigen oder untergraben können.

Was beeinträchtigt oder untergräbt Selbstvertrauen?

Alle möglichen Einflüsse können daran beteiligt sein, die Entwicklung von Selbstvertrauen zu beeinträchtigen oder zu untergraben. Wir unterscheiden hier zwischen Umgebungseinflüssen (sozialen Faktoren) und Einflüssen unserer individuellen Art zu denken, zu fühlen und zu handeln (persönlichen Faktoren).

Soziale Faktoren

Wenn man von seinen Eltern zu lange und zu stark behütet wurde, kann sich das Gefühl entwickelt haben, »schwach« und ohne die Unterstützung anderer zu nichts fähig zu sein. Es kommt einem dann so vor, als sei man noch immer ein kleines Kind, für das andere alles regeln müssen. Vielleicht bekam man früher auch oft Sätze zu hören wie »Du kannst das nicht«, »Lass mich das mal machen«, »Schau nur, wie gut dein Bruder/deine Schwester das kann«. Solange man brav das tat, was die Eltern wollten, wurde man belohnt, jedes Mal aber, wenn man seinen eigenen Willen durchsetzen wollte, wurde man bestraft. Während man aufwächst, lernt man durch »Hinfallen und wieder Aufstehen«. Dazu muss man allerdings die Chance haben, selbst eine Wahl oder eine Entscheidung zu treffen, auch wenn sich diese später als falsch oder enttäuschend erweisen sollte.

Meine Eltern sagen immer, dass ich den Sprung in die Welt wagen und neue Dinge kennen lernen soll. Aber aus Angst, dass ich strauchele, stehen sie immer bereit, um mich aufzufangen, noch bevor ich hingefallen bin. Ich will meinen eigenen Weg gehen dürfen, und wenn er mich in die Irre führt, will ich das erst einmal selbst erkennen und selbst einen Ausweg suchen. Wenn ich hinfalle, will ich eigenständig, ohne die Hilfe anderer, wieder aufstehen. (Victor 17, Jahre)

Andere Eltern sind nicht zu überbesorgt, im Gegenteil: Sie haben weder Zeit noch Aufmerksamkeit übrig für ihre Kinder. Sie haben zu viel mit ihrer Arbeit und ihrem eigenen Leben zu tun. Ihre Kinder bekommen zwar alle möglichen Geschenke (Computer, Handys, ein Mofa), werden aber emotional allein gelassen und müssen selbst sehen, wie sie zurechtkommen. Eigentlich müssen diese Kinder zu früh auf eigenen Beinen stehen. Sie sind in praktischen Dingen vielleicht selbstständig, weil sie sich immer allein um alles kümmern mussten, aber man hat ihnen in ihrem Elternhaus auch das Gefühl gegeben, nicht wichtig zu sein. Manchen Jugendlichen wird zu Hause auch das Gefühl vermittelt, nicht (mehr) willkommen zu sein. Möglicherweise waren sie schon als Kind unerwünscht, und wenn sie Probleme verursachten, erhielten sie weder Unterstützung noch Verständnis, sondern hatten den Eindruck, »eine Last zu sein«. Wir sprechen in diesen Situationen von emotionaler Vernachlässigung.

Auch durch eine Erfahrung emotionalen, körperlichen und/oder sexuellen Missbrauchs kann das Selbstbild einen kräftigen Dämpfer erhalten oder sogar vollkommen zerstört werden. Wir haben bereits auf die Bedeutung solcher negativen Erfahrungen hingewiesen. Wenn man als Kind immer wieder ausgeschimpft, gedemütigt oder gehänselt wird, muss man doch das Gefühl bekommen, ein »schlechter« Mensch oder »dick«, »hässlich«, »faul« usw. zu sein. Im Laufe der Zeit entwickelt sich ein negatives Selbstbild, das sich nur noch schwer korrigieren lässt. Bei dem geringsten Fehler oder Misserfolg werden alte Erinnerungen oder Gedanken wieder lebendig: »Siehst du, du bist dumm« oder: »Du kannst nichts«. Manche Menschen waren als Kind körperlicher Gewalt ausgesetzt, meistens hatten ihre Eltern schwere Probleme. Andere wurden sexuell missbraucht und fühlen sich daher »schmutzig« und »schlecht«, vor allem wenn sie von jemandem missbraucht wurden, dem sie bis dahin vertraut hatten, zum Beispiel einem Familienmitglied, einem Freund oder Nachbarn. Auch wenn man nicht selbst Opfer eines Missbrauchs wurde, aber ohnmächtig mit ansehen musste, wie ein anderer missbraucht wurde, können einen Schuldgefühle plagen, und es kann sich ein Mangel an Selbstvertrauen daraus ergeben, dass man dem Opfer nicht helfen konnte.

> *Ich sah aus meinem Versteck hinter dem Stuhl, wie mein Vater meine Mutter grün und blau schlug, aber ich traute mich nicht, ihr zu helfen, weil ich dann selbst geschlagen worden wäre. Danach fühlte ich mich total schuldig, ich war ein Holzkopf, der nicht den Mut hatte, seiner Mutter zu Hilfe zu kommen. Was war ich für ein Sohn, wenn ich zuließ, dass meine Mutter zusammengeschlagen wurde? Eine Niete, eine totale Null, ein Loser. (Bruno, 19 Jahre)*

Persönliche Faktoren

Die Art, in der man über sich selbst denkt, wirkt sich darauf aus, wie man sich fühlt und verhält. Wenn man positiv über sich denkt, fühlt man sich gut und handelt voller Selbstvertrauen. Man ist offen dafür, die Welt zu entdecken und neue Erfahrungen zu machen. Denkt man dagegen negativ über sich selbst, fühlt man sich bedrückt, klein und minderwertig. Man sondert sich ab und unternimmt wenig, weil man fürchtet zu scheitern. Zum Glück ist das Selbstbild nichts Feststehendes, sondern etwas Veränderliches. Wenn wir lernen, anders über uns zu denken, verändert sich nach einer Weile auch unser eigenes Verhalten und Gefühl. Wir möchten hier auf die wichtigsten Formen negativen Denkens aufmerksam machen. Später gehen wir darauf ein, wie man sie verändern kann.

Ständig zweifeln

Jan zweifelt dauernd an seinem Verhalten: Soll er rauchen, trinken und sich Brandwunden zufügen, um dazuzugehören? Einerseits weiß er, dass dieses Verhalten auf seine Freunde »cool« wirkt, andererseits ist ihm klar, dass er seinen Eltern damit großen Kummer bereitet. Was soll er tun?

Lotte macht sich ständig Sorgen um ihr Aussehen. Einerseits sagt ihr der Verstand, dass sie zu dünn ist, sie wiegt sicherlich zehn Kilo zu wenig. Andererseits befürchtet sie, »dick« und »fett« zu werden. Was soll sie tun?

Ein Mangel an Selbstvertrauen hat oft mit einer negativen Selbsteinschätzung zu tun: Man hat immer das Gefühl, dem Vergleich mit anderen nicht standhalten zu können, oder steckt seine Ziele so unerreichbar hoch, dass man ständig das Gefühl hat, zu versagen.

In Extremen denken

Rik, Sarahs Freund, klagt darüber, dass sie ständig in Schwarz-Weiß-Vorstellungen denkt, alles ist entweder gut oder schlecht. Sie streiten sich häufig, weil Sarah in Gesprächen oft extreme Positionen einnimmt. Wenn jemand sie ein wenig kritisiert, fühlt sie sich sofort »wertlos«.

Nelleke denkt auch oft in Extremen. Sie findet sich selbst faul, dumm und unattraktiv. Die Tatsache, dass sie ihrer depressiven Mutter hilft, sich um ihre Schwester kümmert und trotzdem gute Zensuren erhält, ändert nichts an ihrer extrem negativen Selbsteinschätzung.

Wer nur in Schwarz-Weiß denkt, kann nicht differenzieren oder relativieren, denn es gibt keine Zwischenpositionen, keine Grautöne. Wenn man so mit seiner Selbsteinschätzung verfährt, gelangt man schnell zu einem negativen Selbstbild (»Ich bin ein schwieriger Mensch«, »Ich habe keine Freunde, »Ich bin faul und tue nichts für die Schule«).

Generalisieren

Jan wird von einem Mitschüler wegen seines schmächtigen Körperbaus gehänselt und denkt nun, dass jeder ihn immer und überall auslacht.

Wenn Lotte der Ansicht ist, sie habe zu viel gegessen, lässt sie sich in einem Essanfall vollkommen gehen, »weil sowieso schon alles ruiniert ist«.

Sarah wurde von ihrem Stiefvater missbraucht und hält nun alle Männer für »Sexbesessene«.

Eine Neigung zum Generalisieren kommt typischerweise in Formulierungen wie »immer«, »überall« und »nie« zum Ausdruck. Eine einzige negative Bemerkung der Eltern wird gleich als »ständige Kritik« interpretiert, samt dem Eindruck, »ihnen nie etwas recht machen zu können«. Ein einziger schlechter Tag, und schon ist die »ganze Woche« verdorben. Ein einziges Mal bekommt man nicht die Erlaubnis der Eltern auszugehen, und schon »darf man nie etwas«.

Unterschiedliche Maßstäbe anlegen

Jan hält seine Kumpels für starke, coole und erstklassige Typen. Sich selbst hält er für schmächtig, langweilig und uninteressant.

Lotte hält viele ihrer Klassenkameradinnen für attraktiv. Sich selbst bezeichnet sie als »einen dicken fetten Elefanten, mit dem Jungs nichts zu tun haben wollen«.

Hier geht es um die Neigung, mit zweierlei Maß oder zweierlei Gewicht zu messen. An sich selbst stellt man extrem hohe Ansprüche, für andere setzt man sie sehr niedrig an. Die anderen sind immer besser, schlauer und erfolgreicher als man selbst. Auf diese Weise macht man sie in der eigenen Phantasie immer größer und sich selbst immer kleiner.

Gedanken lesen

Jan vermutet, dass seine Freunde ihn für einen »Loser« und eine »totale Null« halten. Aber stimmt das denn? Hat er seine Freunde denn je gefragt, ob sie wirklich so über ihn denken? Nein, aber trotzdem glaubt er, ihre Gedanken lesen zu können.

Lotte denkt, dass ihre Freundinnen sie für einen »dicken, fetten Elefanten« halten. In Wirklichkeit finden sie sie zu dünn, aber so etwas trauen sie sich nicht zu sagen.

Ein Jugendlicher, der sich viel mit sich selbst beschäftigt, kann leicht zu der Ansicht kommen, dass die anderen genauso über ihn denken wie er selbst. Wir bezeichnen ein solches Verhalten als »Gedankenlesen«: Man tut so, als könne man erraten, was andere von einem halten. Eigentlich kommt darin eine starke Empfindlichkeit gegenüber Kritik zum Ausdruck. Wenn man dazu neigt, sich selbst schlecht zu machen, glaubt man oft, dieselbe Kritik in den Blicken anderer zu erkennen. Wenn man zum Beispiel einen Pickel auf der Nase hat, denkt man, dass jeder nur auf diesen hässlichen Pickel starrt.

Wie baut man Selbstvertrauen auf?

Was kann man tun, um sich in seiner Haut wohler zu fühlen? Wie wir bereits betont haben, ist Selbstvertrauen nichts, was man irgendwann einmal besitzt und dann ein für allemal behält, sondern etwas, das sich beeinflussen lässt. Wenn man über ein negatives Selbstbild und ein geringes Selbstwertgefühl verfügt, kann man lernen, beides zu verbessern. Im Folgenden möchten wir zeigen, wie man die Einflüsse sozialer und persönlicher Faktoren, die das eigene Selbstvertrauen untergraben haben, korrigieren kann. Wir erläutern, wie man besser mit negativen Bemerkungen anderer umgeht und sich vor den Fallstricken im eigenen Denken schützt.

Umgang mit negativen Kommentaren

Die meisten Eltern machen viel häufiger Bemerkungen über das Verhalten ihrer Teenager als über das ihrer jüngeren Kinder. Regelmäßig bekommen Jugendliche zu hören: »Tu dies, tu das«, »Benimm dich«, »Hör' uns gefälligst zu, schließlich bezahlen wir immer noch für dich.« Wie kommt das? Nun ja, Eltern sind in dieser Phase oft selbst unsicher. Jugendliche entwickeln in der Pubertät ihre eigenen Ansichten und stellen die Ansichten und Überzeugungen ihrer Eltern permanent in Frage. Das kann Eltern verunsichern und dazu führen, dass sie ihre Normen und Regeln umso strenger fassen, was natürlich erst recht zu Konflikten führt. Sie sagen Dinge wie: »Du bist ungehorsam«, »Du bist ein schrecklicher Junge« oder »Wo ist nur die liebe Tochter geblieben, die ich früher einmal hatte?« Solche Äußerungen spiegeln einerseits ihre eigene Unsicherheit wieder, andererseits aber auch die Angst vor der Erkenntnis, dass ihre Kinder erwachsen werden und unabhängig von ihnen ihr eigenes Leben führen. Mit einer Bemerkung wie »Du bist ein schrecklicher Junge« möchten sie meistens nicht ausdrücken, dass sie ihr Kind schrecklich finden, sondern nur, dass sie sein momentanes *Verhalten* nicht gutheißen. Man sollte nicht zu schnell davon ausgehen, nicht gemocht oder als Person kritisiert zu werden. Meistens hat ein anderer nur Schwierigkeiten mit einer bestimmten Verhaltensweise, nicht aber mit der Person! Was Menschen über dich sagen, kannst du nicht sofort ändern. Ändern kannst du aber die Art, wie du es aufnimmst und darauf reagierst. Im Folgenden werden wir sehen, wie man einigen Fallstricken bei der Interpretation von Äußerungen aus dem Weg gehen kann. Doch zunächst möchten wir ein paar Möglichkeiten aufzeigen, mit negativen Kommentaren anders umzugehen.

Lernen, mit negativen Kommentaren umzugehen

Mein Tagebuch »Ich erziehe meine Eltern«

Notiere dir im Laufe einer Woche alle negativen Bemerkungen, die deine Eltern über dich machen. Zum Beispiel: »Du bist ein Rotzlöffel«, »Du bist undankbar«, »Du bist stur«. Übersetze diese »Du bist«-Aussagen in neue Formulierungen der Art: »Du verhältst dich …« Eigentlich sagen deine Eltern in diesen Fällen: »Dein Verhalten, beispielsweise dein Rauchen oder Ritzen, lehnen wir ab.« Oder: »Wenn du zu spät nach Hause kommst, verhältst du dich ungehorsam.« Das klingt doch schon ganz anders! Vielleicht kannst du deinen Eltern diese Liste einmal zeigen, denn sie können daraus auch etwas lernen.

Die Liste meiner Unterstützer

Es kann passieren, dass du in deiner Umgebung mit Leuten konfrontiert wirst, die häufig negative Bemerkungen machen. Das ist nicht angenehm. Aber wahrscheinlich kennst du doch auch Menschen, die dir helfen und für dich da sind. Sie sind deine Unterstützer und bei ihnen fühlst du dich wohl. Eltern können solche Unterstützer sein, aber auch Geschwister, Freunde, Lehrer usw. Erstelle eine Liste deiner Unterstützer und schreibe auch ihre Telefonnummern hinzu, so dass du sie schnell erreichen kannst, wenn du Unterstützung brauchst.

Positiver Steckbrief

Erstelle eine Liste deiner positiven Seiten, der Dinge, die du gut kannst und die andere an dir schätzen. Das ist keine Angeberei, denn auch sie sind ein Teil deiner Persönlichkeit. Schreibe alles auf eine schöne Karte, die du immer bei dir trägst. Wenn du dich nicht so gut fühlst oder andere negative Bemerkungen über dich machen, kannst du diesen positiven Steckbrief schnell hervorholen und nachlesen, worin deine Stärken und Fähigkeiten liegen. Das wird dich aufmuntern!

Unterstützerkarte

Wenn es dir nicht gelingt, dir selbst einen positiven Steckbrief zu schreiben, kannst du auch einen oder mehrere deiner Unterstützer um Hilfe bitten. Schreib auf, was sie an dir schätzen und was sie Positives über dich sagen. Wenn du das schwierig findest, kannst du deine Unterstützer auch bitten, eine Reihe netter Dinge über dich auf eine Karte zu schreiben. Erkläre ihnen zunächst, warum dir das in schwierigen Augenblicken helfen kann. Deine Unterstützer werden dir sicherlich gern eine solche Aufmunterung mit auf den Weg geben!

Umgang mit falschem Denken

Vom »Zweifel« zum »Mut, eigene Entscheidungen zu treffen«

Zweifel haben oft damit zu tun, dass man nicht den Mut aufbringt, zwischen zwei oder mehreren Möglichkeiten zu wählen, weil man sich fürchtet, sich falsch zu entscheiden. Natürlich kann man im Nachhinein mit einer getroffenen Entscheidung unzufrieden sein und sich wünschen, man könnte sie rückgängig machen. Stell dir vor: Du stehst in einem Laden und musst dich zwischen einem weißen und einem schwarzen Hemd entscheiden. Du wählst das schwarze, weil du es am schönsten findest. Nach der ersten Wäsche hat das Hemd an Farbe verloren, es sieht nun nicht mehr schwarz, sondern grau aus. Du ärgerst dich über dich selbst, weil du das falsche Hemd gekauft hast. Aber eine solche Reaktion ist eigentlich nicht fair, denn du weißt jetzt etwas, nämlich dass dein Hemd beim Waschen die Farbe verliert, was du beim Kauf noch nicht wusstest. Du hast nun also etwas für das nächste Mal gelernt. Beim nächsten Kauf wirst du dich vielleicht erst einmal danach erkundigen, ob das Hemd von so guter Qualität ist, dass es sich beim Waschen nicht verfärbt.

Von »Schwarz-Weiß« zu »Grau«

Du erinnerst dich ganz bestimmt an eine Situation, in der du es spannend fandest, deinen Eltern oder Lehrern etwas entgegenzuhalten und »widerborstig« zu sein. Sie finden etwas großartig? Grund genug für dich, den gleichen Gegenstand schrecklich zu finden. Du willst ihnen zeigen, dass du anders bist als sie, du willst du selbst sein. Auch in deinem eigenen Denken springst du manchmal leicht von einem Extrem ins andere. Entweder bist du gut in Mathematik oder nicht, entweder sprichst du eine Sprache gut oder schlecht, entweder bist du nett oder ein Miststück, entweder bist du hübsch oder hässlich. Eine Welt in Schwarz-Weiß ist spannend, aber auch sehr anstrengend, weil deine Stimmung schnell umschlagen kann! Doch wo auf den ersten Blick nur zwei konträre Meinungen möglich sind – etwas ist entweder so oder anders, schwarz oder weiß – kannst du lernen, Zwischentöne zu erkennen. Etwas muss nicht hundertprozentig so oder hundertprozentig anders sein, vielleicht ist es auch irgendwas dazwischen. Diese Sichtweise nennt man Relativieren oder Differenzieren: Du kannst lernen, die vielen Grautöne zwischen dem Schwarz und dem Weiß zu entdecken. Auch deine Gefühle werden dann weniger extrem reagieren. Die hohen Gipfel und tiefen Täler werden dann zu kleinen Hügeln und Mulden. Statt wie Lotte zu denken: »Ich bin hübsch oder hässlich«, kannst du dann sagen: »Meine Augen und meine Haare finde ich schön, meinen Bauch und meine Beine gefallen mir weniger.«

Differenzieren lernen: die Farbpalette.

Besorge dir ein Töpfchen weiße und schwarze Farbe. Verteile die schwarze Farbe auf mehrere Töpfchen (ungefähr 15), und füge dann den einzelnen Töpfchen jeweils einen, zwei, drei, vier usw. Tropfen weiße Farbe hinzu. Mische die Farbe in den verschiedenen Töpfchen und male auf einem großen weißen Blatt (zum Beispiel auf der Rückseite einer Tapete) Streifen in den unterschiedlichen Tönen. Du wirst sehen, dass es zwischen Schwarz und Weiß viele Grautöne gibt. Schreibe in die weißen und die schwarzen Streifen Aussagen über dich selbst und versuche nun mehrere Aussagen – also Grautöne – dazwischen einzufügen (siehe folgendes Beispiel).

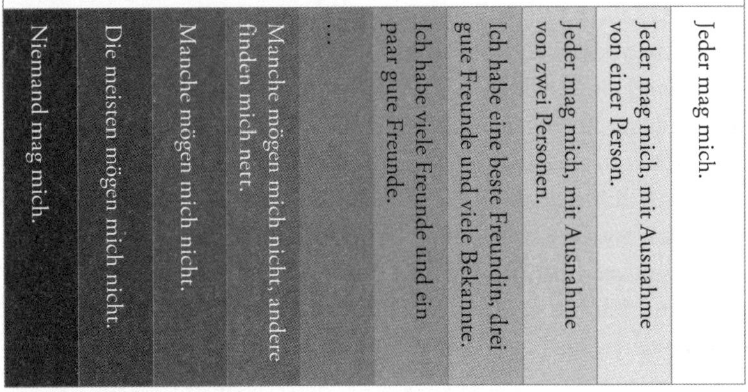

Jeder mag mich.

Jeder mag mich, mit Ausnahme von einer Person.

Jeder mag mich, mit Ausnahme von zwei Personen.

Ich habe eine beste Freundin, drei gute Freunde und viele Bekannte.

Ich habe viele Freunde und ein paar gute Freunde.

…

Manche mögen mich nicht, andere finden mich nett.

Manche mögen mich nicht.

Die meisten mögen mich nicht.

Niemand mag mich.

Vom »Allgemeinen« zum »Spezifischen« und »Konkreten«

Heranwachsende neigen oft dazu, in Begriffen wie »immer«, »nie« und »überall« zu denken. Wenn man einmal gehänselt wird, kann einen niemand leiden (Jan). Weil man einmal zu viel gegessen hat, hat man alles verdorben und stürzt sich gleich in einen Essanfall (Lotte). Weil man von einem Mann missbraucht wurde, sind alle Männer schlecht (Sarah). Aber es ist wichtig, auch Worte wie »manchmal«, »hin und wieder« und »öfter« in den Wortschatz aufzunehmen. Sarah muss beispielsweise lernen, dass zwar manche Männer böse Absichten haben, aber nicht alle. Lotte wird lernen müssen, dass sie manchmal mehr isst, als sie möchte, dass das aber nicht ständig passiert. Statt zu schnell zu generalisieren, müssen wir lernen, einen Vorfall oder eine Erfahrung konkret und spezifisch zu beschreiben. Du siehst an dem Beispiel auf der letzen Seite, dass allgemeine Begriffe im schwarzen Teil (»Niemand mag mich«) und im weißten Teil (»Jeder mag mich«) vorkommen. Die spezifischeren und konkreteren Beispiele findet man hingegen in den hellgrauen Tönen (»Ich habe eine beste Freundin, drei gute Freunde und viele Bekannte«).

Von »zwei Maßstäben« zu »einem Maßstab«

Als Heranwachsender neigt man manchmal dazu, mit zwei Maßstäben zu messen: Man verwendet einen positiven Maßstab für seine Freunde und einen negativen für sich selbst. Die anderen sind in allem immer besser als man selbst. Man macht sie groß und sich selbst klein. Wie lässt sich das ändern?

Lernen, andere zu beurteilen

Niemand ist perfekt

Liste deine positiven und negativen Seiten auf. Was sind deine Stärken und was deine weniger starken Seiten? Stärken sind zum Beispiel: Ich strenge mich in der Schule an, ich bin hilfsbereit, ich bin anderen gegenüber freundlich, ich bin sportlich, ich kann gut zeichnen … Weniger positive Seiten sind vielleicht: Ich bin stur, ich bin egoistisch, ich bin langweilig, ich bin schlecht in Sprachen … Erstelle auch eine Liste positiver und negativer

Eigenschaften der Person, die du bewunderst oder mit der du dich vergleichst. Wahrscheinlich wirst du sehen, dass dir viele negative und wenig positive Eigenschaften zu dir selbst einfallen, während es auf der Liste für einen Freund oder eine Freundin gewöhnlich umgekehrt ist. Dennoch solltest du versuchen, für jeden, für dich selbst wie für den anderen, sowohl positive als auch negative Eigenschaften zu finden.

Das halbvolle und das halbleere Glas

In beiden Fällen sind die Gläser gleich voll, aber im halbleeren Glas siehst du, was fehlt, und im halbvollen, was noch darin enthalten ist. Nimm nun die Liste deiner weniger positiven Seiten und schau dir an, ob du nicht einige deiner Schwächen in Stärken verwandeln kannst: Sturheit kann zum Beispiel eine lästige Eigenschaft sein, sie kann aber auch darauf hindeuten, dass du durchsetzungsstark und entschlossen bist, wenn du dir etwas vorgenommen hast (wenn du zum Beispiel ein schwieriges Problem lösen oder ein Spielzeug reparieren willst). Dann wird Sturheit zu einem besonderen Verdienst!

Vom »Gedanken lesen« zum »Gedanken erfragen«

Wenn du über ein negatives Selbstbild verfügst, denkst du schnell, dass andere auch negativ über dich denken. Aber du bist doch kein Hellseher!

Niemand kann die Gedanken eines anderen lesen. Statt zu raten, was andere über dich denken, solltest du sie besser fragen, was sie wirklich von dir halten. Das ist ein spannendes Experiment.

Gedanken erforschen lernen

Schreibe auf, was eine guter Freund oder eine gute Freundin deiner Meinung nach über dich denkt. Statt diese Liste von Gedanken einfach für wahr zu halten, begibst du dich nun wie ein Detektiv auf die Suche nach Informationen, um deine Vorstellungen zu überprüfen. Du bittest deinen Freund oder deine Freundin, ein paar deiner Eigenschaften aufzuschreiben. Dann legst du diese Liste neben deine und vergleichst beide. Denken sie wirklich so über dich, wie du angenommen hast? Vielleicht blickst du dabei auf eine Liste mit vielen unterschiedlichen Eigenschaften, mit guten und weniger guten, aber dieses Bild ist auf jeden Fall richtiger als das negative Bild, das du im Kopf hattest!

Nun noch anders fühlen und handeln

Es ist sehr schwierig, wenn nicht gar unmöglich, seine Gefühle direkt zu beeinflussen. Es hilft nicht viel, sich zu sagen: »Ich will mich von nun an gut fühlen.« Oft erreicht man damit sogar das Gegenteil und fühlt sich noch schlechter als zuvor. Ein anderes Gefühl zu dir selbst kannst du nur entwickeln, wenn du – ähnlich wie wir es in den letzen Abschnitten beschrieben haben – beginnst, anders über dich selbst zu denken. Dabei wirst du feststellen, dass falsches Denken auch dein Handeln und Verhalten im negativen Sinne beeinflusst. Du kannst jedoch nicht nur an deinem Selbstbild arbeiten, indem du dein falsches Denken korrigierst, sondern auch dadurch, dass du dein Handeln und die Art, wie du etwas tust, veränderst. Wenn du mit dir selbst positiv umgehst, wirst du mit der Zeit auch positiver denken und fühlen.

Positiv mit sich selbst umgehen lernen

Verwöhne dich

Es ist gut, sich hin und wieder zu belohnen, zu verwöhnen oder verwöhnen zu lassen. Liste Dinge auf, die du gerne tust, und unternimm jede Woche mindestens zwei Aktivitäten von dieser Liste. Schreib auch Aktivitäten auf diese Liste, die du zwar gerne unternehmen würdest, die dir aber noch zu schwierig sind oder die du dir alleine noch nicht zutraust. Auf diese schwierigen Aktivitäten kannst du hinarbeiten, vielleicht kannst du sie aber auch mit einem guten Freund oder einer guten Freundin unternehmen.

Lottes Verwöhnliste sieht folgendermaßen aus: mit viel Schaum baden, auf der Sonnenbank liegen, ans Meer gehen, ein Buch lesen, mir eine Gesichtspflege gönnen, mich massieren lassen, ein Eis essen, einen Film anschauen, schwimmen gehen, ein schönes Kleid kaufen usw.

Bei manchen Aktivitäten hat sie alleine Schwierigkeiten, sie möchte zum Beispiel nicht alleine schwimmen (weil andere dann ihre Narben und Schnittwunden sehen) oder ein Eis essen gehen (weil sie die Gewichtzunahme fürchtet), darum unternimmt sie diese Dinge am liebsten mit Freunden. Andere Aktivitäten wie lesen, Gesichtspflege, auf der Sonnenbank liegen und baden unternimmt sie lieber allein. Und schließlich gibt es auch Aktivitäten, die sie erst unternehmen will, wenn sie sich nicht mehr schneidet und ein normales Gewicht hat, dann will sie sich zum Beispiel massieren lassen.

Ein Vertrag mit dir selbst: »Du darfst du selbst sein an guten und an schlechten Tagen«

Statt dich schlechtzumachen und negativ zu beeinflussen (»Ich bin eine große Niete, ein Loser, ein Verlierer«), solltest du dich mit mehr Respekt behandeln. Mach dir Mut, wenn es schwierig wird: »Los, versuch es noch mal. Das nächste Mal klappt es besser.« Und belohne dich, wenn du etwas gut gemacht hast: »Prima gemacht!«, »Das war toll von mir!«, »Ich wusste doch, dass ich das kann.« Akzeptiere dich, wie du bist, an guten und an schlechten Tagen.

Schreib dir deinen Erfolg selbst zu und nicht dem Zufall

Wenn ihnen etwas gelingt oder wenn etwas ihre Erwartungen übertrifft, neigen manche Menschen dazu, diesen Umstand »dem reinen Glück« oder »dem Zufall« zuzuschreiben, als ob sie selbst nichts damit zu tun hätten. Wenn ihnen dagegen etwas misslingt oder enttäuschend verläuft, neigen sie sofort dazu, sich selbst dafür die Schuld zu geben. Ein solches Verhalten erinnert an die unterschiedlichen Maßstäbe, die wir vorhin schon angesprochen haben. Daher solltest du nun lernen, positive Vorfälle nicht dem Zufall, sondern dir selbst zuzuschreiben, und bedenken, dass Missgeschicke manchmal auch dem Zufall oder den Umständen geschuldet sind und nicht dir selbst.

Jan hat einen schlechten Test geschrieben. Er hält sich selbst für einen »dummen Esel, der nichts kann und nie etwas können wird«. Eigentlich hat der Lehrer nicht einmal schwierige Fragen gestellt, findet er. Daher glaubt Jan, er habe Strafe verdient und müsse sich Brandwunden zufügen.

Peter, einer von Jans Klassenkameraden, hat ebenfalls einen schlechten Test geschrieben. Er reagiert anders. Er denkt, die Fragen waren viel zu schwer, obwohl er gut für den Test gelernt hat. Er wird sich heute Abend – trotz des schlechten Tests – auf einer Party einmal so richtig austoben.

7. Sein eigenes Leben führen

Die meisten Jugendlichen durchleben zwischen ihrem zwölften und achtzehnten Lebensjahr einschneidende körperliche Veränderungen und müssen sich an einen »neuen« Körper mit individuellen Geschlechtsmerkmalen gewöhnen. Das kann ihr Selbstvertrauen für eine gewisse Zeit auf die Probe stellen. In Kapitel 6 haben wir deutlich gemacht, wie man diese Situation meistern kann und wie man lernt, sich in seiner Haut wohler zu fühlen. Außerdem konfrontiert diese Lebensphase Jugendliche mit der Herausforderung, sich von ihren Eltern zu lösen und auf eigenen Beinen zu stehen. Sie unternehmen zahlreiche Schritte auf dem Weg in ein allmählich selbständigeres Leben: Sie wechseln die Schule oder die Ausbildungsrichtung, werden Mitglieder in einem Jugendclub, vertiefen Freundschaften und nehmen intime Beziehungen zu Gleichaltrigen auf. Sie fahren mit Freunden in Ferien, suchen sich einen Job fürs Wochenende usw. Wenn sie mit all dem nicht gut klarkommen, schotten sich manche Jugendliche von ihrer Umgebung ab und suchen Zuflucht in ungesunden Verhaltensweisen wie Drogenkonsum und Selbstverletzung. Doch ein gesundes Selbstvertrauen entwickelt man nicht ganz allein. Man lebt nicht auf einer Insel. Ein eigenes Leben baut man sich zusammen mit anderen auf.

Hindernisse

Sein eigenes Leben zu führen, bedeutet, den Mut zu haben, in vielen Lebensbereichen eigene Entscheidungen zu treffen:

- selbst eine Wahl in Bezug auf Ausbildung und Arbeit zu treffen
- mit dem eigenen Kleidungsstil, Musikvorlieben usw. zu experimentieren

- sich seine Freundinnen und Freunde selbst auszusuchen
- das eigene Zimmer nach seinem persönlichen Geschmack einzurichten
- sich gegenüber anderen Menschen im näheren Umfeld (Eltern, Gleichaltrigen) eine eigene Meinung zu bilden.

Kurzum, es geht darum, den Mut zu haben, selbst zu entscheiden und zu wählen, ohne von der Billigung oder Erlaubnis anderer abhängig zu sein. Man trägt nun selbst die Verantwortung und schreckt nicht davor zurück, gelegentlich das Risiko einzugehen, sich möglicherweise »falsch« zu entscheiden. Auch wenn das bedeutet, dass man die Konsequenzen selbst tragen und die Verantwortung dafür übernehmen muss.

Was hindert manche Jugendliche daran, ihr eigenes Leben zu führen oder ihren eigenen Weg zu gehen? Unterschiedliche Faktoren spielen dabei eine Rolle:

- Sie glauben nicht an sich selbst und denken, sie wüssten nicht, was gut für sie ist.
- Sie zweifeln und warten solange, bis andere für sie Entscheidungen treffen.
- Sie fürchten sich vor »falschen« Entscheidungen, weil sie diese als Scheitern empfinden.
- Sie möchten Konflikte mit Menschen in ihrem unmittelbaren Umfeld vermeiden.

Diese Hindernisse stehen in Zusammenhang mit einem großen Spannungsfeld, mit dem man sich in einem gewissen Alter unweigerlich konfrontiert sieht: mit dem Einfluss der Familie (der »Innenwelt«, in der man aufgewachsen ist), der dem Einfluss des weiteren Umfeldes (der »Außenwelt« von Schule und Gesellschaft) gegenübersteht. Wer wird die persönliche Weiterentwicklung am stärksten beeinflussen? Wie reagiert man darauf?

Sich von seinen Eltern lösen

Dass die Jugendlichen nach und nach ihrer eigenen Wege gehen, stellt nicht nur für sie selbst, sondern auch für ihre Eltern eine Herausforderung dar.[21] Manche Eltern sehen in ihren Kindern eine Art Fortführung ihrer selbst und erwarten, dass sie ihren Anforderungen oder ihrem Idealbild entsprechen. Solche Eltern steuern oder programmieren ihre Kinder so stark, dass sie quasi für alles die Bestätigung oder Erlaubnis der Eltern brauchen. Sie ermutigen die Heranwachsenden nicht dazu, ihre eigene Individualität zu entfalten, sondern unterdrücken oder bestrafen deren Selbständigkeitsbemühungen. So werden Jugendliche etwa als »ungehorsam« oder »undankbar« bezeichnet, wenn sie eine eigene Meinung vertreten und/oder eine Initiative ergreifen, die von dem elterlichen Denken abweicht. Solche Familien sind häufig wie in ein Knäuel miteinander verwoben: Die Kinder sind eng mit den Eltern verbunden und können sich nur schwer von ihnen lösen.

Andererseits gibt es Familien, denen jeglicher Zusammenhalt fehlt: Sie sind wie loser Sand. Jeder geht seiner Wege und es besteht kaum eine Bindung. Die Eltern sind zu sehr mit ihrem eigenen Leben beschäftigt. Sie gewähren ihren Kindern völlige Freiheit, solange sie ihnen nicht zur Last fallen. Zwischen ihnen gibt es keine wirkliche gefühlsmäßige Bindung und den Kindern fehlt das Gefühl, irgendwo zu Hause zu sein, irgendwo ein warmes Nest zu haben. Diese Kinder scheinen schnell selbstständig zu werden, doch genauer betrachtet, fällt es ihnen schwer, eine gefühlsmäßige Bindung zu anderen zu knüpfen. Denn das haben sie nie gelernt. In Knäuelfamilien lässt sich das Gegenteil beobachten: Dort wird man emotional erstickt, Beziehungen außerhalb der Familie werden nicht zugelassen. Es gilt dort das Credo: Nirgendwo ist es so schön wie zu Hause.

Zwischen diesen beiden Extremen – dem Knäuel und dem losen Sand – gibt es natürlich sehr unterschiedliche Typen von Familien. Immer häufiger wachsen Kinder, nachdem die Eltern sich getrennt haben, auch in zerbrochenen oder neu zusammengesetzten Familien auf. Eine Scheidung und das Zusammenleben mit einem »neuen« Elternteil bringen wieder eigene Probleme mit sich.

Nicht zuletzt kann die Entwicklung eines eigenständigen Lebens auch von speziellen Problemen in der Familie behindert oder gestört werden: von Gewalt, Missbrauch oder gravierenden Problemen der Eltern (wie Alkoholismus oder Depressionen). In diesen Fällen ist es für Jugendliche manchmal wie eine Befreiung, einem solchen Elternhaus zu entkommen.

Manche Jugendliche wollen aber auch in einem Abhängigkeitsverhältnis bleiben. Sie schrecken davor zurück, ihr eigenes Leben zu führen, eine eigene Wahl oder eigene Entscheidungen zu treffen und für ihr Handeln einzustehen. Sie leben lieber sicher unter den elterlichen Fittichen und provozieren ein (über)fürsorgliches Verhalten ihrer Eltern. Denn sie signalisieren ständig, dass sie alleine nicht zurechtkommen und werden so zum Sorgenkind ihrer Eltern. Selbstverletzendes Verhalten ist hierbei auch eine Möglichkeit, die Sorge und Aufmerksamkeit der eigenen Eltern auf sich zu ziehen. Für andere Jugendliche ist die Selbstverletzung hingegen eine Form des Protests, ein schockierendes Verhalten, das provoziert. Sie versuchen, sich durch ihr auffallendes und provokantes Verhalten gegen ihre Eltern abzugrenzen. Ein Versuch, der große Konflikte und gelegentlich auch gegenseitige Aggression heraufbeschwört – was den Jugendlichen noch mehr Argumente liefert, sich gegen ihre Eltern aufzulehnen oder gar mit ihnen zu brechen.

Glücklicherweise wachsen die meisten Jugendlichen in Familien auf, in denen Konflikte mit den Eltern zwar Spannungen hervorrufen können, aber nicht zu solch extremen Reaktionen führen. Eine große Rolle spielt, ob Meinungsunterschiede thematisierbar bleiben: *Kommunikation* ist also ein Schlüsselbegriff. Kommunikation beginnt mit der Bereitschaft, einander zuzuhören. Diese wird wiederum von dem Maß an Respekt bestimmt, das man den Meinungen und Gefühlen des anderen entgegenbringt. Ein gutes Gespräch ist kein Kampf darum, wer Recht hat. Jugendliche müssen lernen, dass zu Hause bestimmte Regeln gelten, und Eltern müssen lernen, großzügig mit dem Freiheitsdrang von Jugendlichen umzugehen. Viele Eltern fürchten, dass ihre Kinder ins Straucheln geraten und neigen dazu, sie zu beschützen und zu kontrollieren. Doch Eltern müssen es schaffen, den Jugendlichen nach und nach mehr Verantwortung für sich selbst zuzugestehen, und das ist in erster

Linie eine Frage des Vertrauens. Die Jugendlichen müssen ihrerseits unter Beweis stellen, dieses Vertrauen nicht zu missbrauchen.

Den Kontakt zu Gleichaltrigen ausbauen

Teil einer Gruppe zu sein und irgendwo dazuzugehören, spielt auch eine wichtige Rolle bei der Gestaltung des eigenen Lebens. In der Schule, in einem Club oder einem Verein finden Jugendliche einen Freundeskreis, mit dem sie den Frust über ihre Eltern, Fragen zum Thema Verliebtsein oder schulische Probleme besprechen können. Freunde verstehen sich meistens deshalb so gut, weil sie den gleichen Kummer und ähnliche Konflikte erleben. Zu einigen von ihren Freunden haben Jugendliche eine besondere Vertrauensbeziehung, zu den sogenannten »soul mates« (Seelenverwandten), mit denen sie sehr persönliche Dinge teilen können. Wenn es solche Kontakte nicht gibt und sich ein Jugendlicher auch zu Hause ein wenig allein gelassen fühlt, sprechen wir von *sozialer Isolation*. Der Jugendliche zieht sich immer mehr in die eigene Welt zurück und sucht, wenn zusätzliche Probleme auftreten, seine Zuflucht vielleicht in selbstverletzendem Verhalten, was diese Isolation noch verstärkt. Er hat das Gefühl, dass ihn andere nicht verstehen und er die eigenen Probleme mit niemandem teilen kann, er fühlt sich allein, im Stich gelassen oder denkt sogar, dass er die anderen überhaupt nicht braucht. Möglicherweise hat er ein sehr negatives Selbstbild (siehe Kapitel 6 über Selbstvertrauen). Womöglich glaubt er, nicht der Mühe wert zu sein und vermutet, dass andere sich nicht für ihn interessieren. In anderen Fällen kann die Angst vor Zurückweisung Jugendliche daran hindern, Kontakt zu suchen. Besonders schwierig ist es, einem anderen wieder zu vertrauen, wenn man die Erfahrung gemacht hat, von einer Vertrauensperson verletzt oder »verraten« worden zu sein.

Ein paar Möglichkeiten, Kontakte mit Gleichaltrigen auszubauen:

- Wenn du noch eine Reihe »lockere« Kontakte zu Freunden von früher hast (zum Beispiel zu Freunden aus der Schule oder einer

Jugendorganisation), kannst du versuchen, diese Freundschaften wieder neu zu beleben. Du könntest zum Beispiel per Mail, in einem Chatroom oder per SMS Kontakt aufnehmen. Warte also nicht, bis andere auf dich zugehen, sondern mache selbst den ersten Schritt.

- Wenn du völlig neue Kontakte aufbauen musst, suche dir am besten ein Hobby oder eine Sportart, die du mit anderen zusammen ausübst. Werde Mitglied in einem Club, einem Verein oder einem Chatroom. Auch hier solltest du den ersten Schritt tun. Und wenn du bei einem neuen Kontakt unsicher bist, kannst du dir selbst zumindest eine Probezeit einräumen und dir sagen: »Ich sehe mal, was daraus wird, es verpflichtet mich ja weiter zu nichts.«

Auf der Suche nach Intimität

Neben Freundschaftsbeziehungen spielen in der Adoleszenz auch Verliebtsein und erste sexuelle Erfahrungen eine wichtige Rolle. Das ist spannend und aufregend, kann aber auch beängstigend sein. Jugendliche, die sich nicht wohl in ihrer Haut fühlen, können in Bezug auf ihre körperliche Entwicklung sehr unsicher sein. Wie entdecken und erkunden sie ihre Sexualität? Natürlich spielen Erziehung (War Sex als Thema zu Hause tabu?) und die Erfahrungen, die man willentlich oder unwillentlich gemacht hat, dabei eine Rolle. Wenn es zu unerwünschten sexuellen Kontakten oder sexuellem Missbrauch gekommen ist, ist Ablehnung und Furcht vor Sex sehr verständlich. Selbst wenn man intime Vertrauensbeziehungen entwickelt, sind sexuelle Kontakte in diesen Beziehungen von schlechten Erinnerungen an Vergangenes belastet.

Andere Jugendliche, die sexuelle Missbrauchserfahrungen gemacht haben, knüpfen besonders viele oberflächliche sexuelle Kontakte. Möglicherweise haben sie nur auf diese Weise das Gefühl, noch etwas wert zu sein. Manche glauben, sie seien selbst daran schuld, missbraucht worden zu sein (»Ich hätte deutlicher nein sagen müssen«). Weil sie sich selbst als »Schlampen« betrachten, verhalten sie sich wie »Huren«. Manchmal gehen sie dabei sogar große Risiken ein, sie verwenden keine Verhütungsmittel und werden daher schwanger (und lassen einen Schwangerschaftsabbruch vornehmen) oder infizieren sich mit sexuell übertragbaren Krankheiten. Dieses Verhalten deutet auf einen Mangel an Selbstfürsorge hin und kann auch eine Art Selbstverletzung sein. Die Koppelung von Selbstverletzung und Sexualität kann unterschiedliche Bedeutungen haben (siehe Kapitel 3): Sie kann eine Form der Selbstbestrafung sein, die Ablehnung des eigenen Körpers zum Ausdruck bringen und eine Möglichkeit sein, sich unattraktiv zu machen. Wer nicht genug für seinen eigenen Körper sorgt, hat möglicherweise ein negatives Bild von sich und seinem Körper. Solange sich dieses Bild nicht zum Positiven hin verändert, ist es schwierig, intime Beziehungen einzugehen. Beim Umgang mit selbstschädigendem und selbstverletzendem Verhalten ist das ein wichtiger Gesichtspunkt.

8. Tipps für Eltern

Eltern fällt es oftmals schon schwer, das Verhalten eines »normalen« Jugendlichen zu verstehen. Daher ist der Umgang mit einem Teenager, der sich selbst verletzt, für sie gewiss sehr schwierig und verwirrend. Zunächst reagieren sie fast immer geschockt, wenn sie das selbstverletzende Verhalten ihrer Tochter oder ihres Sohnes bemerken oder von der Schule oder dem Hausarzt darüber informiert werden. Ihre Reaktionen haben einen Einfluss darauf, ob das selbstverletzende Verhalten fortgeführt, verborgen und geleugnet oder reduziert und aufgegeben wird. Dem ersten Schock und der Besorgnis folgt oft eine Phase der Ohnmacht, in der die Eltern keinen Rat mehr wissen und auf sich alleine gestellt sind, weil sie nicht den Mut aufbringen, mit anderen über dieses Thema zu reden. Sie verstehen es einfach nicht, zerbrechen sich den Kopf über das Warum und fragen sich, was schief gelaufen ist.

Elternreaktionen

Es war ein Schock, als mein Sohn es mir erzählte und ich die Narben auf seinem Arm sah. Das Bild dieser Schnitt- und Brandwunden tauchte danach immer wieder plötzlich vor mir auf. Ich spürte dann vor allem eine Art Beklemmung, ein kaltes Gefühl in meinem Inneren. Ob ich wohl gut reagiert habe, als er mir davon erzählt hat? Natürlich hat er bemerkt, dass ich erschrocken bin, auch wenn ich anschließend versucht habe, möglichst ruhig mit ihm darüber zu reden. In der ersten Zeit nach seiner »Beichte« habe ich möglichst unauffällig auf seine Arme geschaut. Ohne es anzusprechen, wollte ich herausfinden, ob er es noch immer tat. Was mich lange beschäftigte, war die Frage: Warum? Warum macht er so etwas, wie kann es soweit kommen, dass er sich selbst verletzt? Macht er das bewusst, absichtlich? Oder ist er wie in einem »Rausch«, gewissermaßen betäubt? Kann die Gewohnheit, sich selbst zu verletzen, »süchtig« machen? Verschafft es ihm vielleicht eine Art Kick, ein Gefühl der Stärke?

Die Phase zwischen der Entdeckung der Selbstverletzung und dem Einsetzen der professionellen Betreuung ist eine Zeit des »Überlebens«. Es ist eine Erleichterung, wenn die Therapie dann endlich beginnt. Aber wie soll man sich dann als Elternteil verhalten? Einfach abwarten, was die Therapie auslöst? Und in der Zwischenzeit so tun, als wäre alles normal? Aber wie schafft man das in einer solchen Situation? Unweigerlich fühlt man sich bedroht. Es gibt so viele Unsicherheiten. Wie kommt es, dass mein Kind auf diese Weise kommuniziert? Wie kann ich für gute Kommunikation sorgen? Was haben wir früher falsch gemacht? Hätten wir das ahnen können? Wie können wir das in Zukunft vermeiden?

Was können Eltern tun?

Wir möchten hier Eltern von Jugendlichen, die sich selbst verletzen, einige Tipps geben.[22] Zunächst erörtern wir, was sie tun können, und danach, was sie lieber vermeiden sollten:

- *Unterscheiden Sie zwischen dem Verhalten und der Person*
  Nehmen Sie Ihr Kind an, auch wenn Sie sein selbstverletzendes Verhalten ablehnen. Oft ist man als Elternteil geschockt oder wütend über das unerwünschte selbstverletzende Verhalten, reagiert aber auf die Person als ganze und sagt Dinge wie: »Du hast sie ja wohl nicht alle« oder »Bist du nun völlig verrückt geworden?« Man versteht das Verhalten seines Kindes nicht, aber deshalb ist das Kind noch lange nicht verrückt oder böse. Warten Sie einen ruhigen Moment ab und betonen Sie dann, dass Sie mit Ihrem Kind gemeinsam nach Lösungen suchen wollen. Zeigen Sie deutlich, dass Sie Ihre Tochter oder Ihren Sohn noch

immer lieben, aber hoffen, dass er oder sie das selbstverletzende Verhalten möglichst schnell aufgibt.

- *Betrachten Sie das Verhalten als einen Hilferuf*
  Versuchen Sie zu begreifen, dass das selbstverletzende Verhalten Ihres Kindes ein Signal oder eine Form des Umgangs mit einem Problem ist. Auf diese Weise können Sie gemeinsam nach einer echten Lösung suchen. Seien Sie kein Gegner des selbstverletzendes Verhaltens, sondern vielmehr ein Mitstreiter Ihres Kindes im gemeinsamen Kampf gegen das selbstverletzende Verhalten. Sie sind eine Hilfe, ein Unterstützer, der Mut macht, ohne das Verhalten Ihres Kindes kontrollieren zu wollen. Betonen Sie, dass Ihr Kind immer mit Ihnen reden kann, wenn Schwierigkeiten auftauchen und es etwas auf dem Herzen hat.

- *Kommunizieren bedeutet Zuhören*
  Sorgen Sie für eine offene Kommunikation, auch wenn es Meinungsverschiedenheiten gibt oder wenn Sie oder Ihr Kind Angst vor Konflikten haben, auch wenn Sie nicht sofort einen Rat wissen. Statt Ihre Meinung zu verteidigen oder sofort gute Ratschläge zu geben, sollten Sie Ihrem Kind dabei zuhören, was es wirklich erzählen möchte. Nehmen Sie sich dafür in einem ruhigen Moment Zeit. Sie sollten nicht warten, bis ein Problem oder ein Konflikt auftaucht, sondern regelmäßig über Themen sprechen, die Ihr Kind interessieren. So entsteht eine Vertrauensbeziehung und Sie können auch zwischendurch einmal vorfühlen, wie es ihm geht.

- *Verstärken Sie positive Erfahrungen*
  Glauben Sie weiterhin an die Stärken Ihres Kindes. Ermutigen Sie es, sein Talent zu entfalten, und geben Sie ihm den Freiraum, sich ein eigenes Leben aufzubauen. Lassen Sie zu, dass es Zeit mit Gleichaltrigen verbringt, mit denen es seine Erfahrungen und Sorgen teilen kann. Bleiben Sie die Eltern Ihres Kindes und versuchen Sie nicht, sein Therapeut zu sein! Unternehmen Sie gemeinsam etwas Schönes und machen Sie solche Unter-

nehmungen nicht von Bedingungen abhängig, wie: »Wenn du aufhörst, dich selbst zu verletzen, werden wir dies oder das tun«.

Was sollten Eltern lieber vermeiden?

- *Reagieren Sie nicht geschockt oder entsetzt*
  Bei der Entdeckung, dass sich das eigene Kind selbst verletzt, ist es nicht leicht, ruhig zu bleiben. Doch es ist sehr wichtig, dass Sie nicht in Panik geraten, sondern in einem offenen Gespräch nach dem Sinn dieses Verhaltens suchen. »Was willst du mir sagen, was du in Worten nicht ausdrücken kannst?«, wäre eine hilfreiche Frage. Selbstverletzendes Verhalten ist oft eine indirekte Möglichkeit Ihres Kindes mittzuteilen, dass es sich nicht wohl in seiner Haut fühlt. Versuchen Sie, diese indirekte Botschaft in eine direkte Mitteilung zu verwandeln. Dann können Sie auch gemeinsam nach Lösungen suchen.

- *Rufen Sie weder Schuldgefühle noch Beschämung hervor*
  Als Elternteil hat man oft das Gefühl, für das selbstverletzende Verhalten seines Kindes mitverantwortlich zu sein. Man glaubt versagt zu haben, fühlt sich schuldig und ist beschämt über sein Verhalten. Reagieren Sie nicht mit Aussagen wie »Warum tust du uns das an?«, die bei Ihrem Kind Schuldgefühle erzeugen. Denn ein solches Vorgehen wird die Situation nur verschlimmern: Ihr Kind wird sich schuldig fühlen, auf Distanz gehen und versuchen, mit seiner Anspannung allein fertig zu werden, was das Risiko erhöht, dass es sich erneut selbst verletzt.

- *Bestrafen Sie das Verhalten nicht, billigen Sie es aber auch nicht*
  Das selbstverletzende Verhalten zu bestrafen, ist sicherlich keine Lösung. Drohungen wie »Wenn du dich noch einmal schneidest, darf du nicht mehr weggehen«, sollten Sie lieber vermeiden, denn für viele Jugendliche ist die Selbstverletzung bereits eine Strafe. Das bedeutet aber nicht, dass Sie dieses Verhalten gutheißen sollen: Der Versuch, Ihr Kind zu verstehen, schließt

nicht ein, sein Verhalten zu »beschönigen«. Selbstverletzung ist nach wie vor ein unerwünschter Lösungsversuch, aber Drohungen und/oder emotionale Erpressungen können das Problem auch nicht lösen. Damit erreichen Sie nur, dass sich Ihr Kind an versteckten Orten und im Geheimen weiterhin selbst verletzt.

- *Beginnen Sie nicht Kontrolle auszuüben oder überfürsorglich zu reagieren*
  Viele Eltern tendieren dazu, ihr Kind, das sich selbst Verletzungen zufügt, genau im Auge zu behalten. Sie platzen zu jeder passenden und unpassenden Gelegenheit beim Duschen ins Badezimmer, sie beobachten es, wenn es sich umzieht und suchen nach Narben. Das hat jedoch keinen Sinn und verringert die Chance, dass ihr Kind noch dazu bereit ist, offen über seine Probleme zu sprechen. Führen Sie kein »Verhör«, wenn Sie beunruhigt sind (»Bist du ehrlich? Lügst du mich auch nicht an? Ist das da nicht eine kleine Narbe?«), sondern fragen Sie direkt und geben Sie sich mit der Antwort zufrieden. Wenn Sie als Elternteil die Kontrolle übernehmen wollen, erhöhen Sie nur das Risiko selbstverletzenden Verhaltens und schaffen eine Kluft zwischen sich und Ihrem Kind.

Hilfe annehmen

Die bisher aufgeführten Bedenken und Tipps machen es bereits deutlich: Als Elternteil wird man von Gefühlen, Gedanken, Fragen und Einwänden nur so überflutet. Einen Leitfaden mit den richtigen Antworten und den passenden Ratschlägen gibt es nicht. Dieses Buch kann zwar einen gewissen Einblick geben, aber für sehr viele Fragen muss man in jedem einzelnen Fall wieder neue Antworten suchen. Einige Beispiele:

- Sollten Sie Ihrem Kind helfen, das Problem zu verbergen, wenn es Sie bittet, an bestimmten Aktivitäten, bei denen die Wunden sichtbar würden, nicht teilnehmen zu müssen (Sportunterricht, Schwimmen, Übernachtungen usw.)? Helfen Sie ihm damit

nicht vielleicht, sein Verhalten beizubehalten? Oder würde gerade Ihre Weigerung, ihm zu helfen, seine Angst und Anspannung erhöhen und den Drang, sich selbst zu verletzen, wieder verstärken?
- Wie reagieren Sie am besten auf den Verdacht, dass Ihr Kind sich wieder selbst geschnitten, verbrannt oder gekratzt hat? Sollen Sie nichts sagen oder so tun, als würden Sie nichts sehen? Das könnte als eine Art Teilnahmslosigkeit verstanden werden. Andererseits könnte es so wirken, als ob Sie Ihr Kind kontrollieren und zu sehr behüten wollten. Und wie gehen Sie mit Ihren eigenen Gefühlen in Bezug auf Selbstverletzung um? Können, dürfen oder sollten Sie Ihrem Kind gegenüber etwas von Ihren Gefühlen zeigen? Und wenn ja, wie?

Auf solche Fragen gibt es keine eindeutigen Antworten. Zu Anfang ist es wichtig, das Vertrauen Ihres Kindes nicht zu verlieren, das »Geheimnis« nicht zu verraten und Ihr Kind gegen negative Reaktionen in Schutz zu nehmen. Doch andererseits dürfen Sie sein Verhalten auch nicht zu weitgehend akzeptieren, denn sonst wirkt es so, als würden Sie es gutheißen. Ihr Kind muss begreifen, dass selbstverletzendes Verhalten auch nachteilige Konsequenzen hat und es daher sinnvoll ist, es aufzugeben. Aber es ist nicht die Aufgabe der Eltern, der Therapeut ihres Kindes zu sein. Sie können Ihr Kind zwar ermutigen und seinen Versuch, das selbstverletzende Verhalten in den Griff zu bekommen, unterstützen, zum Beispiel mit Hilfe dieses Buches. Sie können aber auch an Grenzen stoßen, und diesem Fall ist es wichtig, versierte Hilfe oder fachlichen Rat zu suchen, zum Beispiel in folgenden Situationen:

- Ihr Kind sperrt sich vollkommen gegen ein Gespräch über das Problem.
- Sie haben überhaupt kein Vertrauen zueinander.
- Es gelingt Ihrem Kind nicht in ausreichendem Maße, sein selbstverletzendes Verhalten unter Kontrolle zu bekommen.
- Sie wissen oder vermuten, dass schwerwiegende Probleme bestehen, denen Sie zu Hause nicht mehr gewachsen sind.

Einen Hausarzt, Psychologen oder Psychiater aufzusuchen oder andere professionelle Hilfe in Anspruch zu nehmen, ist kein Zeichen von Versagen. Nein, gerade zu lange zu warten und nicht einzugreifen, kann als elterliches Versagen betrachtet werden! Akzeptieren Sie auch, dass Ihr Kind vor allem selbst Vertrauen zu seinem Therapeuten fassen muss. Das kann bedeuten, dass die Gespräche, die es mit ihm führt, vollkommen geheim bleiben. Sie sollten nicht den Versuch machen, herauszufinden, was in den Sitzungen besprochen wird. Wenn Sie an diesem Prozess beteiligt werden möchten oder das Gefühl haben, mit vielen unbeantworteten Fragen zurückzubleiben, dann bitten Sie um einen Gespräch mit dem Arzt oder Therapeuten, an dem auch Ihr Kind teilnehmen kann. Vielleicht schlägt dieser Ihnen auch ein Gespräch mit einem seiner Kollegen vor, zu dem Sie auch allein gehen können. Möglicherweise weckt das Geschehnis bei Ihnen viele Emotionen oder bringt »alte« Probleme aus Ihrem früheren Leben wieder zum Vorschein, dann kann es sinnvoll für Sie sein, selbst Hilfe zu suchen. Denn vergessen Sie nicht die Grundregel: Sie können nur gut für andere sorgen, wenn Sie auch gut für sich selbst sorgen!

9. Tipps für Lehrer

Da selbstverletzendes Verhalten vor allem bei Jugendlichen, die noch zur Schule gehen, auftritt, wirft das Thema bei Lehrern sehr viele Fragen auf. »Wenige Lehrkräfte wissen, was sie tun sollen, wenn sie mit Schülern konfrontiert werden, die sich ritzen. Doch ist es wichtig, diese Schüler nicht zu ignorieren, denn sie brauchen Hilfe. Darum ist es wichtig, dass Lehrkräfte und Mitarbeiter der Schule frühzeitig bemerken, wenn sich Schüler selbst verletzen. Wenn Lehrkräfte sich außer Stande sehen, das Gespräch mit einem betroffenen Schüler zu suchen, sollten sie gut darüber informiert sein, an welche Personen sie ihn weiterverweisen können.«[23]

Signale in der Schule erkennen

Manchmal kommt es vor, dass ein Jugendlicher nicht mehr weiterweiß und spontan bei einem Lehrer oder einer Vertrauensperson in der Schule Probleme zur Sprache bringt oder um Hilfe bittet. Meistens kommen Lehrer selbstverletzendem Verhalten aber durch indirekte Signale oder Informationen Dritter auf die Spur.

Eigene Beobachtung

Man ist als Lehrer darin geübt, Schüler gut zu beobachten, und wird daher auch merken, wenn sich ein Schüler seltsam verhält. Anzeichen, die möglicherweise – aber nicht zwingend – auf selbstverletzendes Verhalten hindeuten, sind folgende:

- Der Schüler/die Schülerin trägt immer langärmelige Oberteile, auch wenn es warm ist und andere Schüler nur ein Top oder kurzärmlige T-Shirts tragen.
- Der Schüler/die Schülerin erfindet Entschuldigungen, um nicht am Sportunterricht oder am Schwimmen teilzunehmen.

- Er/Sie trägt Armbänder oder Schmuck, um die Narben zu verbergen.

Wenn die Narben dennoch bemerkt werden und der Schüler darauf angesprochen wird, bekommt man oft Ausflüchte zu hören wie »Die Katze hat mich gekratzt«, »Ich bin gefallen«, »Ich habe im Garten gearbeitet«. Der Schüler zieht sich zurück und geht auf Distanz zu seinen Mitschülern. Manche Betroffene wirken sehr »abwesend«, als lebten sie in ihrer eigenen Welt. Außergewöhnliche Konzentrationsprobleme und abnehmende Leistungen lassen ebenfalls vermuten, dass etwas nicht stimmt. Andere Anzeichen können sein: Schule schwänzen, Drogen- und/oder Alkoholmissbrauch, mangelnde Körperpflege, eine besondere Vorliebe für trübselige »schwarze« Themen (bei Arbeitsthemen, Lieblingsfilmen, Musik und im Internet).

Aber seien Sie vorsichtig: Es ist nicht gesagt, dass bei einem Schüler, der einige dieser Merkmale erkennen lässt, selbstverletzendes Verhalten im Spiel ist. Oft ist es jedoch ein Hinweis darauf, dass der Schüler sich in seiner Haut nicht wohlfühlt, was das Risiko für ein selbstverletzendes Verhalten – welcher Art auch immer – erhöht.

Informationen von Dritten

Gelegentlich machen auch die Eltern eines Klassenkameraden die Lehrer auf das selbstverletzende Verhalten eines Schülers aufmerksam. Mitschüler erkennen oft schneller als Erwachsene, dass mit ihrem Freund oder ihrer Freundin etwas nicht stimmt, haben aber manchmal nicht den Mut, ihre Beobachtung weiterzugeben, weil sie niemanden »verpetzen« wollen. Sie spüren, dass ihr Freund sein selbstverletzendes Verhalten geheim halten will und schweigen aus Loyalität. Da sie aber doch beunruhigt sind, informieren diese Mitschüler schließlich ihre Eltern, die dann mit der Schule Kontakt aufnehmen. Manchmal kommt es auch vor, dass Klassenkameraden den Lehrer selbst ansprechen, weil sie sich um einen Mitschüler Sorgen machen, von dessen selbstverletzendem Verhalten sie etwas gesehen oder gehört haben. Bedenken Sie, dass sich diese Schüler oft in einem Dilemma befinden: Einerseits wollen sie ihrem Freund oder ihrer Freundin helfen, andererseits fühlen sie sich wie Verräter. Daher ist es wichtig, die Klassenkameraden davon zu überzeugen, dass es richtig war, Sie zu informieren. Sie können ihnen auch mit auf dem Weg geben, dass sie sich nun gegenüber ihrem Freund oder ihrer Freundin nicht anders verhalten und vor allem gute Freunde bleiben sollen, die gemeinsam etwas Schönes unternehmen.

Machen Sie einem Freund eines betroffenen Schülers deutlich, dass er nicht dafür verantwortlich ist, das Problem zu lösen. Diese Verantwortung übernehmen Sie.

Schließlich sprechen manchmal auch die Eltern betroffener Jugendlicher die Lehrer ihres Kindes darauf an. Sie wissen oft nicht richtig, was mit ihrem Kind los ist, spüren aber, dass etwas nicht stimmt. Sie nehmen Kontakt mit dem Lehrer auf und bitten ihn, mit ihrer Tochter oder ihrem Sohn zu sprechen. Denn vielen Jugendlichen fällt es leichter, sich gegenüber Außenstehenden als gegenüber Familienangehörigen zu öffnen. Heranwachsende versuchen, sich von ihren Eltern zu lösen, und suchen – vor allem wenn sie Probleme haben – eher Unterstützung bei anderen, bei Freunden, Vertrauenspersonen, Lehrern.

Ein Plan für die Schule

> *Ich schneide mich nun schon seit vier Jahren; vier Lehrer in meiner Schule wissen davon, weil ich mir einfach keinen Rat mehr wusste. Denken Sie, dass mir jemand hilft? Ich habe mir dann selbst Hilfe gesucht. Einerseits finde ich das schlecht, weil ich mich immer noch ritze, andererseits finde ich es aber auch positiv, denn so lerne ich selbständig zu werden.*[24]

Je nach Quelle und Verlässlichkeit der Information variiert das weitere Vorgehen. Wenn der Jugendliche nicht selbst an Sie herantritt, ist es wichtig, ihn anzusprechen. Aber Vorsicht: In dieser Phase macht es noch keinen Sinn, Hilfe anzubieten. Der Jugendliche hat Sie bisher noch gar nicht um Hilfe gebeten. Es sind die Menschen in seinem Umfeld, die sich Sorgen machen und um

Hilfe bitten, nicht er selbst. Laden Sie den Jugendlichen daher zu einem Gespräch ein. Seien Sie darin aufrichtig und machen Sie Ihre Besorgnis deutlich.[25]

Allgemeine Ratschläge für Lehrer[26]

Empfohlene Reaktionsweisen

- Vermeiden Sie das Thema nicht, sprechen Sie darüber. Nehmen Sie es ernst, aber dramatisieren Sie es nicht.
- Treffen Sie mit dem Schüler Vereinbarungen zu seinem selbstverletzenden Verhalten.
- Besprechen Sie mit dem Schüler alle Schritte, die Sie unternehmen.
- Bestimmen Sie jemanden zum gemeinsamen Ansprechpartner für den Schüler, seine Eltern und die Lehrkräfte. Das kann eine Person sein, die den Schüler schon begleitet, ein Schulpsychologe oder ein Sozialarbeiter.
- Thematisieren Sie gegebenenfalls den Fall des Schülers mit dem Schulpsychologischen Dienst.
- Informieren Sie in groben Zügen, unter Beachtung der Privatsphäre des Schülers, die Lehrkräfte, die ihn unterrichten.
- Sorgen Sie als Begleiter dafür, dass Sie Unterstützung und fachkundiges Feedback erhalten.
- Vermitteln Sie dem Schüler, wenn es nötig ist, externe Hilfe. Bitten Sie den professionellen Helfer oder Therapeuten, Sie auf dem Laufenden zu halten und der Schule Leitlinien zu geben.
- Halten Sie regelmäßig Rücksprache mit allen Beteiligten.

Zu vermeidende Reaktionsweisen

- Ignorieren. Selbstverletzendes Verhalten ist häufig eine Bitte um Hilfe, ein Versuch zu kommunizieren oder ein Signal dafür, dass es ein Problem gibt. Schenken Sie dem keine übertriebene Beachtung, aber ignorieren Sie es auch nicht.

Sorgen Sie dafür, dass Schüler, die sich selbst verletzen, so normal wie möglich am Unterricht teilnehmen. Machen Sie am besten keine Ausnahmen und widmen Sie ihnen keine besondere Aufmerksamkeit.

- Herunterspielen. »Das machen doch alle, also wo ist das Problem?« »Ritzen, schneiden und verbrennen, ach, das ist doch nur eine neue Masche.« Mit solchen Aussagen nimmt man das Problem nicht ernst. Sie enthalten zwar ein Fünkchen Wahrheit, weil selbstverletzendes Verhalten tatsächlich Teil einer bestimmten Subkultur Jugendlicher ist. Doch dann kommt es darauf an, schnell die wirkliche Ursache herauszufinden und sich zu fragen, warum dieser Schüler so weit geht, nur um dazuzugehören?
- Problematisieren. Bemühen Sie sich, nicht den Schüler als Person, sondern sein Verhalten als Problem zu sehen. Achten Sie darauf, in welchen Bereichen er noch gut zurechtkommt, und erkundigen Sie sich, wie er sich früher verhalten hat.

Erste Gespräche

Wenn Sie ein erstes Gespräch mit Ihrem Schüler führen möchten, seien Sie diskret. Rufen Sie den Schüler in seiner Klasse nicht aus dem Kreis seiner Mitschüler heraus, sondern treffen Sie unmittelbar vor oder nach dem Unterricht eine Verabredung. Diese Verabredung – zum Beispiel in der Mittagspause – sollten Sie so gestalten, dass das kurze Verschwinden des Schülers nicht auffällt. Es ist wichtig, dass ein solches Gespräch in einem ruhigen Raum stattfindet, in dem Sie nicht ständig gestört werden oder wo andere ein- und ausgehen. Nehmen Sie sich genügend Zeit dafür, denn schwierige Themen bespricht man nicht innerhalb von fünf Minuten. Aber lassen Sie dieses Gespräch auch nicht zu sehr ausufern, denn es ist für den Schüler sicherlich mit einer gewissen Anspannung verbunden, vor allem wenn er sich von dem Gespräch etwas »überfallen« fühlt. Sprechen Sie gleich an, warum Sie dieses Gespräch führen wollen. Sie könnten beispielsweise sagen: »Ich mache mir ein wenig Sorgen über dich. Ich habe den Eindruck (oder ich habe von anderen gehört), dass es dir nicht gut geht. Ich hoffe, dass wir darüber einmal sprechen können, denn ich frage mich, ob du dich manchmal selbst verletzt.«

Manche Schüler werden erleichtert sein, wenn Sie sie so direkt ansprechen, und sind daraufhin schneller bereit, über sich selbst und ihr selbstverletzendes Verhalten zu sprechen. Andere werden dagegen sofort leugnen, dass etwas nicht stimmt. Womöglich sind sie sogar entrüstet und wollen den Raum, in dem das Gespräch stattfindet, so schnell wie möglich verlassen. Es hat dann keinen Sinn, sie zu einem »Geständnis« zu zwingen. Sie können eher so etwas sagen wie: »Ich verstehe, dass ich dich jetzt mit dieser Frage überfalle, aber ich will sagen, dass ich mir Sorgen mache. Ich hoffe, dass wir darüber bald noch einmal vertraulich reden können.« Sie lassen den Schüler dann gehen, verabreden sich aber bald wieder mit ihm. Weist der Schüler die Einladung zu einem Gespräch radikal zurück, obwohl Sie fundierte Gründe für Ihre Besorgnis haben, dürfen Sie es dabei nicht belassen. Sagen Sie ihm: »Vielleicht willst du nicht mit mir darüber sprechen, sondern lieber mit jemandem anderen außerhalb der Schule? Auf jeden Fall fühle ich mich verpflichtet, mit der schulpsychologischen Beratungsstelle Kontakt aufzunehmen, um darüber zu sprechen.« Auf diese Weise kommunizieren Sie offen und ehrlich, weisen den Schüler aber auch auf Ihre eigene Mitverantwortung für seine Sicherheit hin.

Geheimhaltung

Im ersten Gespräch wird meistens gar nicht oder nur begrenzt über das selbstverletzende Verhalten gesprochen. Denn der Schüler braucht Zeit, um ein Vertrauensverhältnis zu Ihnen aufzubauen, bevor er sich öffnen kann und sich damit zwangsläufig etwas verletzlicher macht. Häufig möchte der Schüler auch wissen, wen Sie informieren, zum Beispiel den Direktor der Schule, den Schulpsychologen oder die Eltern, und bittet Sie um Geheimhaltung. Diese Bitte ist ein Fallstrick: Versprechen Sie ihm nichts, was Sie nicht halten können. Sie können ihm jedoch sagen, dass Sie seine Privatsphäre so weit wie möglich respektieren werden, dass Sie aber in außergewöhnlichen Situationen, wenn ihm Gefahr droht, verpflichtet sind, andere zu informieren. Das Alter spielt dabei natürlich auch eine Rolle. Bei einem 17- oder 18-Jährigen können Sie mehr Geheimhaltung versprechen als bei einem 13- bis 14-Jährigen, denn in letzterem Fall sind Sie dazu verpflichtet, die Eltern hinzuzuziehen. Sie können einem Jugendlichen allerdings versprechen, dass Sie ihn immer darüber auf dem Laufenden halten, wen Sie informieren. Auf diese Weise behandeln Sie ihn respektvoll und schenken ihm Vertrauen.

Wenn Sie der Meinung sind, dass der Schüler professionelle Hilfe braucht, so sollten Sie ihn an die entsprechenden Stellen (Schulpsychologe, Beratungsstellen, Hausarzt) weiterverweisen. Vermitteln Sie dem Schüler jedoch nicht den Eindruck, ihn abzuweisen. Seien Sie klar in Ihrer Kommunikation: Unterstreichen Sie einerseits, dass Sie das Problem ernst nehmen, dass Sie andererseits aber nicht ihn der Lage sind, ihm die richtige Hilfe zu bieten. Schlagen Sie ihm vor, ihn weiter zu vermitteln, aber bieten Sie ihm auch Unterstützung an: Da der Schüler Sie ins Vertrauen gezogen hat, darf er sich auch weiterhin an Sie wenden, zum Beispiel für ein kurzes Gespräch darüber, wie die weitere Begleitung verläuft. Auf diese Weise sorgen Sie auch dafür, dass der schwierige Schritt von einer anderen Person, vom Schulpsychologen oder einem Therapeuten weiter begleitet zu werden, tatsächlich unternommen wird.

Kontakt zu den Eltern

Es ist nach wie vor sehr wichtig, betroffene Schüler zu ermutigen, die Eltern auf irgendeine Weise über das Problem zu informieren. Oft fehlt den Schülern dazu der Mut, weil sie negative Reaktionen befürchten: Sie haben Angst, ihre Eltern zu verletzen, fühlen sich schuldig oder fürchten sich vor Zurückweisung. Sie können mit dem Schüler ein Gespräch mit den Eltern vorbereiten, zum Beispiel in einem Rollenspiel oder einem Brief, und wenn es nötig ist, dieses Gespräch mit dem Schüler und seinen Eltern gemeinsam führen. Rechnen Sie damit, dass die Eltern möglicherweise sehr erschrecken, wenn sie hören, um was es geht. Denn vielen Jugendlichen gelingt es sehr lange, ihr selbstverletzendes Verhalten und ihre Probleme vor ihren Eltern zu verbergen. Tragen Sie auch dafür Sorge, dass Sie genügend Informationen zur Bedeutung von Selbstverletzungen und dem Umgang damit an die Eltern weitergeben können. Führen Sie die Gespräche immer in Anwesenheit des Schülers, um das Vertrauensverhältnis zu ihm nicht zu gefährden. Brauchen die Eltern selbst Unterstützung, kann auch für sie professionelle Hilfe gesucht werden. Die meisten Eltern sind bereit, ihrem Kind dabei zu helfen, die Probleme anzupacken. Doch leider kommt es auch vor, dass Eltern die Schwierigkeiten herunterspielen, zum Beispiel um Probleme in der Familie zu verbergen oder sich der eigenen Verantwortung zu entziehen, und/oder eine weitere Begleitung ihrer Kinder ablehnen. In einem solchen Fall sollte der Lehrer mit der schulpsychologischen Beratungsstelle Kontakt aufnehmen und überlegen, welche Schritte zu unternehmen sind, zum Beispiel das Jugendamt einzuschalten.

Was kann auf schulischer Ebene getan werden?

> *Es ist gut, Menschen zu begegnen, die wirklich wissen, um was es geht, weil sie sich auch schneiden. In der Schule sollten sie nicht verbieten, dass wir uns treffen, denn wir geben uns gegenseitig Halt. Natürlich gibt es auch Gruppen, die sich über Ritzmethoden austauschen und Lügengeschichten erzählen. Wir reden fast nie miteinander darüber, aber wir wissen, dass wir beieinander Halt finden, wenn wir ihn brauchen … Unsere Freundschaft ist viel intensiver als normale Freundschaften.*[27]

Obwohl es in diesem Buch ausschließlich um Selbstverletzung geht, wollen wir dieses Thema nicht über Gebühr als »spezielles« Problem herausheben. Schulen werden mit einer ganzen Palette unterschiedlichster Probleme bei ihren Schülern konfrontiert. Lehrer, die ein »psychologisches« Ohr haben, stehen dieser Seite ihres Berufs offen gegenüber und kommen daher Problemen wie selbstverletzendem Verhalten viel schneller auf die Spur. Sollte man diesem Problem in der Schule also doch mehr Beachtung schenken? Lassen Sie es uns so sagen: Lehrer können nicht die Augen davor verschließen, selbst wenn sie es für einen Modetrend oder einen neuen Kult halten. Außerdem kann Selbstverletzung in bestimmten Gruppen und Zusammenhängen »ansteckend« wirken und dann überdurchschnittlich häufig auftreten. Das kann ein temporäres Phänomen sein, aber auch zu einer Art »Explosion« führen. Bei Jüngeren spielt Imitation eine große Rolle: direkt, indem sie Verhaltensweisen von Personen aus ihrem sozialen Umfeld nachahmen, und indirekt, indem sie Verhaltensweisen nachahmen, die sie aus anderen Informationsquellen kennen. Hier kommt den Medien – Zeitungen, Zeitschriften, Fernsehen, Internet – eine große Bedeutung zu. Natürlich kann die Nutzung von Chatrooms, E-Mails und SMS bei selbstverletzendem Verhalten ansteckend wirken, weil darin öffentlich darüber kommuniziert wird. In bestimmten Subkulturen werden Selbstverletzungen womöglich auch als cooles Verhalten verherrlicht und symbolisieren auf rituelle Weise die Zusammengehörigkeit oder Gruppenidentität.

Aus den Erfahrungen mit der Prävention in ähnlich gelagerten Problemfeldern, zum Beispiel bei Essstörungen und bei Suizidgefahr[28], wissen wir, dass größere Offenheit und das Ansprechen dieser Themen viele Mythen, Vorurteile und unnötige Ängste beseitigen kann. Daher sollte das Handeln nicht darauf zielen, »nur keine schlafenden Hunde zu wecken«. Denn gerade das Ignorieren und Verschweigen der Problematik schafft einen Nährboden für die Entstehung weiterer Probleme. Die Schule kann mit einer Reihe allgemeiner Maßnahmen zu einem wirkungsvolleren Vorgehen beitragen:[29]

- Sie kann ein *zentrales Meldesystem* einführen, an das sich Lehrer mit ihren Vermutungen und Fragen wenden können.
- Sie kann die *Schülerbetreuung* ausbauen, zum Beispiel durch Klassenlehrersprechstunden, durch ein Netzwerk von Vertrauenslehrern und feste Sprechstunden bei einem Schulpsychologen.
- Sie kann Selbstverletzung im *weiteren Kontext der Selbstfürsorge,* zum Beispiel in Zusammenhang mit ungesundem Essen und Alkohol- und Drogenkonsum, in passenden Unterrichtsfächern thematisieren.

Der letzte Punkt knüpft auch an die Basisstrategie der Prävention an, denn viele Schulen fragen sich, was sie vorbeugend tun können, damit ihre Schüler sich nicht selbst verletzen.[30] Wir haben in diesem Buch gesehen, dass viele der betroffenen Jugendlichen in einem negativen Selbstbild gefangen sind und psychosoziale Probleme haben, die sie nicht in den Griff bekommen. Prävention darf hier nicht nur darin bestehen, »gefährdete Schüler« rechtzeitig zu erkennen. Wie bei vielen Problemen ist Prävention meistens dann erfolgreich, wenn sie die Schutzmechanismen der gefährdeten Schüler stärkt. In der Schule kann das beinhalten:

- die Entwicklung und Stimulation *sozialer Kompetenzen,* zum Beispiel durch Trainings für soziales Lernen oder Sportgruppen
- das Fördern eines *positiven Selbstbilds und einer Lebensperspektive.* Das gelingt, indem die Lehrer mehr die ganze Person des Schülers als nur sein aktuelles Verhalten in den Blick nehmen, eine offene Gesprächskultur pflegen, den Akzent auf die Individualität des Einzelnen legen und Unterschiede respektieren
- das Arbeiten an einer *konstruktiven Schulkultur* durch gut organisierte soziale Betreuung, Mitspracherecht der Schüler, klare Regeln, Offenheit nach außen.

Wir hoffen, mit diesem Buch ein wenig dazu beitragen zu können, dass Lehrer oder schulische Betreuer Interesse für diese Thematik entwickeln. Wenn Schüler dieses ehrliche Interesse Ihrer Lehrer spüren, kann Hilfe möglich sein. Eine aufrichtige Besorgnis kann zu einer besseren Selbstfürsorge der Schüler beitragen.

10. Therapiesuche

Die Tipps und Ratschläge in diesem Buch können dabei helfen, selbstverletzendes Verhalten eigenständig – vielleicht auch mit Unterstützung oder Hilfe anderer, wie Eltern, Lehrer oder Freunde – in den Griff zu bekommen. Gelingt das nicht oder nicht in ausreichendem Maße, ist es ratsam, professionelle Hilfe in Anspruch zu nehmen: Man sollte in diesem Fall jemanden aufsuchen, der in einer bestimmten Form der Beratung, Behandlung oder Therapie versiert ist. Diesen Schritt sollte man nicht als Scheitern oder als Zeichen von »Schwäche« interpretieren. Denn das Problem kann tatsächlich zu schwierig oder zu ernst sein, um es eigenständig lösen zu können. Außerdem bedeutet die Inanspruchnahme professioneller Hilfe oder Therapie nicht, dass andere nun alle Probleme für einen selbst lösen. Denn auch, wenn man von nun an eine Art persönlichen Wegbegleiter hat, mit dem man gemeinsam nach Lösungen sucht, muss man selbst immer noch aktiv mitarbeiten.

Welche Therapie?

Zur Wundversorgung muss manchmal natürlich ein Arzt hinzugezogen werden, gelegentlich kann dazu auch ein Krankenhausaufenthalt notwendig sein. Aber eine gründliche Auseinandersetzung mit den eigenen Selbstverletzungen umfasst mehr als das Behandeln der Wunden oder das Beenden der selbstverletzenden Verhaltensweisen. Man muss nach den Bedeutungen und Erklärungen suchen (siehe Kapitel 3), um schließlich den richtigen Weg zu finden, mit seinem selbstverletzenden Verhalten umzugehen. Nach wie vor ist es schwierig zu entscheiden, welche Methode sich am besten für die Behandlung von selbstverletzendem Verhalten eignet.

Im Allgemeinen können wir sagen, dass uns Behandlungen am vielversprechendsten erscheinen, die

- die Bedeutungen oder Funktionen von selbstverletzendem Verhalten reflektieren
- auslösende und aufrechterhaltende Faktoren von Selbstverletzung in der Gegenwart und/oder in der Vergangenheit in den Blick nehmen
- individuell auf die Person zugeschnitten sind
- sich um ein gutes Vertrauensverhältnis zwischen Klient und Therapeut bemühen.

Gegenwärtig gibt es kein Medikament, mit dem man selbstverletzendes Verhalten effektiv behandeln könnte. Das ist auch nicht erstaunlich, da es zahlreiche unterschiedliche Formen selbstverletzenden Verhaltens gibt, denen viele sehr verschiedenartige Probleme zu Grunde liegen. Bei spezifischen Problemen wie Depressionen und Ängsten können Medikamente zwar hilfreich sein, doch längerfristig muss auch hier die Lösung in einer nicht-medikamentösen Behandlung, also in einer *Psychotherapie,* gesucht werden.

Meistens unterziehen sich Klienten einer Psychotherapie, während sie wie gewohnt zur Schule oder zur Arbeit gehen. Wir sprechen in diesen Fällen von einer *ambulanten Therapie*, bei der der Klient seinen Therapeuten zu bestimmten Terminen aufsucht. In manchen Fällen kann allerdings auch ein Aufenthalt in einer psychosomatischen oder psychiatrischen Klinik notwendig sein:

- wenn eine intensive ambulante Behandlung zu wenige positive Auswirkungen hat, obwohl der Klient motiviert mitarbeitet
- wenn die Situation zu komplex ist, weil der Klient mit schwierigen Problemen zu kämpfen hat, zum Beispiel mit langwierigen Depressionen, Alkohol- und/oder Drogenmissbrauch oder mit einer Persönlichkeitsstörung, die die ambulante Behandlung erheblich erschweren oder unmöglich machen
- wenn der Klient eine Gefahr für sich selbst (Suizidgefahr) oder Menschen in seinem unmittelbaren Umfeld darstellt (Aggressionsausbrüche).

Anzeichen suizidalen Verhaltens erkennen[31]
Folgende Verhaltensweisen oder Reaktionen können auf ein erhöhtes Suizidrisiko hindeuten:

- Gefühle der Hoffnungs- und Aussichtslosigkeit, die mit gravierenden Problemen in Bezug auf schulische Leistungen, Sozialkontakte oder Beziehungen zu den Eltern verbunden sind
- Äußerungen des Jugendlichen wie: »Ich bin überflüssig und es wäre besser, wenn ich nicht mehr da wäre«
- frühere Suizidversuche, Abschiedshandlungen, zum Beispiel: bestimmte Dinge verschenken, Abschiedsbriefe schreiben, eine wiederkehrende Beschäftigung mit dem Thema Selbsttötung, zum Beispiel in Gedanken, Phantasien, Büchern, Filmen, Musik
- besondere Aufmerksamkeit ist geboten, wenn diese Anzeichen im Zusammenhang mit folgenden Risikofaktoren auftreten: Depressionen, Alkohol- und/oder Drogenmissbrauch und Persönlichkeitsstörungen des impulsiven Typs.

Vermutet oder erkennt man Anzeichen für eine Suizidgefahr, ist es wichtig, mit dem betreffenden Jugendlichen offen und direkt zu reden. Am günstigsten ist es, auch hier professionelle Hilfe hinzuzuziehen um herauszufinden, welche Schritte in diesem Fall zu tun sind.

Psychotherapie

Es ist nicht leicht, sich als Laie im Angebot ambulanter Hilfsangebote zurechtzufinden. Therapeuten können unterschiedliche Grundausbildungen haben, sie können Psychologen oder Ärzte mit dem Fachgebiet Psychiatrie oder Psychotherapie sein. Darüber hinaus haben sie eine Ausbildung in einer bestimmten Form von Psychotherapie absolviert, deren Ansätze sehr unterschiedlich sind, beispielsweise: Verhaltenstherapie, tiefenpsychologische Therapie, systemische Therapie, Gesprächstherapie. Die Ansätze lassen sich in zwei Grundrichtungen einteilen:

1. Der Therapeut versucht, den Hintergrund und die Entwicklungsgeschichte der Probleme zu erhellen. Im Zentrum des Gesprächs steht die Frage: »Woher kommen die Schwierigkeiten?« Der Therapeut möchte dem Klienten zu bestimmten Erkenntnissen verhelfen. Daher bezeichnet man diese Form als erkenntnisorientierte Therapie, ein Beispiel dafür ist die psychoanalytische Therapie.
2. Der Therapeut versucht, an den Beschwerden oder Problemen des Klienten in konkreten Schritten aktiv etwas zu verändern. Im Zentrum des Gesprächs steht die Frage: »Wie kann ich mich davon befreien?« Der Therapeut möchte dem Klienten eine Reihe von Fertigkeiten vermitteln, mit seinem Problem umzugehen. Daher bezeichnet man diese Form als handlungsorientierte Therapie, ein Beispiel dafür ist die Verhaltenstherapie.

Natürlich gibt es viele Varianten und Mischformen. Eine häufig verwendete Kombination der erkenntnisorientierten und handlungsorientierten Psychotherapie ist die *kognitive Verhaltenstherapie.* Bei dieser Form der Therapie gehen Therapeut und Klient gemeinsam auf die Suche nach Auslösern des selbstverletzenden Verhaltens sowie nach Gedanken und Gefühlen, die diesem Verhalten vorangingen und sich daran anschlossen. Außerdem wird der Therapeut sich bemühen, mit dem Klient unschädliche Verhaltensweisen einzuüben, die er statt des selbstverletzenden Verhaltens einsetzen kann. Die Grundzüge dieses Ansatzes werden in Kapitel 5 dargestellt. In der Therapie wird vom Klienten eine aktive Teilnahme erwartet, bei der er zwischen den Therapiesitzungen zu Hause gewisse Aufgaben erledigen muss. Der Therapeut achtet auch auf falschen Denkprozesse (Kognitionen) des Klienten, die dem selbstverletzenden Denken zu Grunde liegen, und versucht, diese gemeinsam mit ihm zu korrigieren. Die meisten Therapeuten sind sich darüber einig, dass man sich zunächst darum bemühen muss, das selbstverletzende Verhalten unter Kontrolle zu bekommen, bevor man erkundet, welche Hintergründe (Gründe, Bedeutungen, Erklärungen) dieses Verhalten hat. Eine umgekehrte Vorgehensweise würde Anspannung und emotionale Reaktionen hervorrufen, die selbstverletzendes Verhalten gerade auslösen und verstärken könnten.

Bei jungen Heranwachsenden ist es auch wichtig, die Eltern in diese Arbeit einzubinden. Sie sollten über die Art und Bedeutung selbstverletzenden Verhaltens sowie über den Ansatz und den Verlauf der Therapie informiert werden. Außerdem sollten sich die Eltern mit ihren Fragen an den Therapeuten wenden können. Beispielhaft für direkte und offene Kommunikation sollten diese Gespräche mit den Eltern in Anwesenheit des Jugendlichen geführt werden. Besteht jedoch großes Misstrauen zwischen den Eltern und dem Jugendlichen, ist es günstiger, wenn die Eltern und der Jugendliche getrennte Gespräche mit unterschiedlichen Therapeuten führen.

Nellekes Therapieziele

Nelleke hat mit ihrem Therapeuten einen Behandlungsplan erstellt. In ihm werden einige Ziele formuliert und konkrete Schritte benannt, mit denen sie diese Ziele aktiv zu erreichen versucht.

Ich will mein selbstverletzendes Verhalten abbauen

- Ich finde heraus, in welchen Situationen es auftritt und was ich davor/danach fühle und denke.
- Ich versuche, mein selbstverletzendes Verhalten hinauszuzögern, indem ich zunächst Alternativen nutze.
- Ich versuche, es aufzugeben, und nutze nur noch gesunde Alternativen.

Ich möchte lernen, meinen Körper zu akzeptieren

- Ich betrachte mich regelmäßig im Spiegel und richte dabei meine Aufmerksamkeit auf meinen ganzen Körper und nicht nur auf die Körperteile, mit denen ich unzufrieden bin.

- Ich mache die Spiegelübungen und richte dabei meine Aufmerksamkeit auf die Körperteile, mit denen ich zufrieden bin.
- Ich schminke mich jeden Tag und trage Kleider, in denen ich mich wohlfühle.

Ich baue wieder Kontakte zu meinen Freundinnen auf

- Ich erstelle eine Liste von Freundinnen, mit denen ich Kontakt aufnehmen kann.
- Ich versuche jede Woche, Kontakt mit jemandem von dieser Liste aufzunehmen.
- Ich verabrede mich mit einer Freundin und unternehme etwas mit ihr.

Verletzlich

Die Wunde zu tief,
das Leid zu grell,
heilender Trost zu fern.

Ich will das Messer sein,
    bin aber nur die Wunde,
Ich suche nach Sinn,
    nach des Lebens Grunde.
Warum find ich nur in der Pein
ein bisschen Ruhe für mein verwirrtes Sein?

Ist das nun Rache?
Oder blinde Wut?
Ein bitterer Nachgeschmack?
Oder meinte das Leben
    es mit mir nicht gut?

Majan

Anmerkungen

Kapitel 2

1 Gestützt auf Daten des CASE-project (Child and Adolescent Self-Harm in Europe, in Belgien unter Leitung von Cees van Heeringen).
2 Nach Daten des CASE-projects (in den Niederlanden unter der Leitung von Eric Jan De Wilde).
3 Verkes, R. J. & Arensman, E. (1999), *Verslag van het onderzoek naar zelfbeschadigend en suïcidaal gedrag,* Leiden: Universität Leiden/Universitätsklinik Leiden.
4 Draijer, N. (1988), *Seksueel misbruik van meisjes door verwanten. Een landelijk onderzoek naar de omvang, de aard, de gezinsachtergronden, de emotionelle betekenis en de psychische en de psychosomatische gevolgen,* Den Haag: Sozial- und Arbeitsministerium.
5 Plener, P. L., Libal, G., Keller, F., Fegert, J. M., Muehlenkamp, J. (2008), »An international comparison of adolescent non-suicidal self-injury (NSSI) and suicide attempts: Germany and the USA«, *Psychological Medicine,* 2009, 39, pp 1549–1558.
6 Encarta 2006 (http//nl.encarta.msn.com).
7 Peverelli, H. (2004), »Krassen in je lijf: noodkreet of modegril?«, *Psychologie Magazine,* Januar, S. 24–27.
8 Vanderlinden. J. (2005), *Anorexia nervosa overwinnen in 13 stappen,* Tielt: Lanoo; Vanderlinden, J. (2001), *Boulimie en eetbuien overwinnen.* Tielt: Lanoo.

Kapitel 3

9 Engelen, I. & Coosemans, I. (2003), *Tieners in de knoei,* Tielt: Lanoo.
10 Demyttenaere, B. (2006), *Met de dood voor ogen. Zelfmoordgedrag bij jongeren,* Antwerpen: Maneteau.
11 Vanderlinden, J. (2005), *Anorexia nervosa overwinnen in 13 stappen.* Tielt: Lanoo, Vanderlinden, J. (2001), *Boulimie en eetbuien overwinnen.* Tielt: Lanoo.
12 Claes, L., Vandereycken, W. & Vertomen, H. (2004), »Zelfverwondend gedrag: een overzicht van de varianten en verschillende betekenissen« *Psychopraxis,* 6, S. 181–188.
13 Claeys, H. (2001), »Zelfverwonding«: Information voor patiënten«, *Psychopraxis* 3, S. 118–124

Kapitel 4

14 Simons, J. & Simons, J. (2002), »De constucie van een verkorte vragenlijst voor het evalueren van het zelfbeeld bij Vlamse adolescenten«, *Diagnostiek-Wijzer*, 5, S. 62–71.

15 Gestützt auf: Sansone, R.A., Wiederman, M.W. & Sansone, L.A. (1998), »The self-harm inventory (SHI): Development of a scale for indentifying self-destructive behaviors and borderline personality disorder«, *Journal of Clinical Psychology*, 54, S. 973–983.

16 Claes, L. & Vandereycken W. (2007), »The Self-Injury Questionaire-Treatment Related (SIQ-TR): Construction reliability, and validity in a sample of female eating disorder patients«, in: Goldfarb, P.M. (Hg.), *Psychological Tests and Testing Research Trends*. New York: Nova Science Publisher.

Kapitel 5

17 Gestützt auf eigene Forschung und Erfahrungen:

Claes, L., Vandereycken, W. & Vertommen, H. (2002), »Cutane artefacten: functies, diagnostiek en behandeling«, *Nederlands Tijdschrift voor Dermatologie en Venerologie*, 12, S. 106–108.

Claes, L., Vandeputte, A. & Vandereycken. W. (2003), »Assessment en behandeling van zelfverwondend gedrag bij eetstoornispatiënten«, in: Hamers, P., Van Leeuwen, K., Braet, C. & Verhofstadt-Denève, L. (Hg.), *Moeilijke kinderen of kinderen die het moeilijk hebben?*, Leuven/Apeldoorn: Garant, S. 235–244.

Vandereycken, W. (2001), »Aanpak van zelfverwondend gedrag bij psychiatrische patiënten«, *Psychopraxis* 3, S. 94–98.

Vandereycken, W. (2000), »Zelfverwondend gedrag bij psychiatrische patiënten«, in: Wouters, H. & Van Driessche, J. (Hg.) *Zelfverwonding als boodschap? Beeldvorming en behandeling von zelfverwondend gedrag bij personen met een mentale handicap*, Leuven/Apeldoorn: Garant, S. 23–31.

18 Internetzitat (Boke, 18 Jahre) (www. klasse.be) als Reaktion auf das Dossier »Uitgegleden met een mes« (Mit dem Messer ausgerutscht) (2006).

19 Claes, L., Vandereycken, W. & Vertommen, H. (2005), »Zorgelijke preoccupaties en zelfverwonding«, *Directieve Therapie* 2, S. 114–123.

Kapitel 6

20 Vanderlinden, J. (2005), *Anorexia nervosa overwinnen in 13 stappen*. Tielt: Lanoo; Vanderlinden, J. (2001), *Boulimie en eetbuien overwinnen*. Tielt: Lanoo.

Kapitel 7

21 Vanderlinden, J. (2005), *Anorexia nervosa overwinnen in 13 stappen*. Tielt: Lanoo; Vanderlinden, J. (2001), *Boulimie en eetbuien overwinnen*. Tielt: Lanoo.

Kapitel 8

22 Inspiriert von: Bowman, S. & Randall, K. (2005), *See my pain! Creative strategies and activities for helping young people who selfinjure*, Chapin: Youth Light Inc.

Kapitel 9

23 Roosenboom-Van Seters, R. (2006), *Krassende leerlingen. Signaleren en begeleiden van Automutilatie in het voortgezet onderwijs*. 64, Esch: Quirijn.

24 Internetzitat (Fie, 17 Jahre) (www. klasse.be), Reaktion auf das Dossier »Uitgeleden met een mes« (Mit dem Messer ausgerutscht) 2006.

25 Viele konkrete Tipps sind Roosenboom-Van Seters entnommen (siehe Anmerkung 23).

26 Gestützt auf: Van Laere, M. (2006) »Uitgegleden mit een mes« – Zelfverwonding, de eerste lijn, *Klasse*, Eerstellijnsdossier 21 (entstanden unter der Mitarbeit von L.Claes und W. Vandereycken).

Ferber, M. (2004), »Het is een soort praten zonder worden, juf«, *Epidemiologisch Bulletin*, 39, S. 15–19.

27 Zitat (Berndt, 16 Jahre) aus Van Laere, siehe Anmerkung 26.

28 Noordenbos, G. & Vandereycken, W. (2006), *Preventie van eetstoorissen een gewichtig probleem*. Mechelen: Kluwer.

29 Van Laere, siehe Anmerkung 26.

30 De Wilde & Portzky, siehe Anmerkung 31.

Kapitel 10

31 De Wilde, E.J. & Portzky, G. (2006), »Preventie van suïcidaal gedrag bij jongeren«, in Heeringen, C. van (Hg.), *Handboek suïcidaal gedrag*, Utrecht: De Tijdstroom.

Literatur

Neben den in den Anmerkungen genannten Quellen möchten wir folgende Bücher nennen:

Boevink, W. & Escher, S. (2001), *Zelfverwonding begrijpelijk maken*, Maastricht: Universität Maastricht, Unigraphic.

Callens, N (2007), *Zelfverwonding bij jongeren. Gids voor leerkrachten en leerlingsbegleiding, ouders en vrienden.* Leuven: Garant.

Levenkron, S. (2006), *Zelfbeschadiging*, Amsterdam: Uitgeverij SWP.

Smith, G., Cox, D., & Sradjan, J. (2004), *Vrouwen en zelfbeschadiging. Zelfverminking begrijpen, ermee omgaan, ervan herstellen*, Amsterdam: Uitgeverij SWP.

Ergänzungen für die deutsche Übersetzung

Ackermann, S. (2002), *Selbstverletzung als Bewältigungshandeln junger Frauen*, Frankfurt: Mabuse.

Bergmann, W. (2003), *Das Drama des modernen Kindes, Hyperaktivität, Magersucht, Selbstverletzung,* Ostfildern: Patmos.

Dunker, K. (2003), *Schmerzverliebt,* Weinheim: Beltz.

Levenkron, S. (2001), *Der Schmerz sitzt tiefer,* München: Kösel.

McCormick, p. (2004), *Cut,* Frankfurt: Fischer Taschenbuch.

Petermann, F. (2005), *Selbstverletzendes Verhalten, Erscheinungsformen, Ursachen und Interventionsmöglichkeiten,* Göttingen: Hogrefe.

Rohmann, U. (2002), *Selbstverletzendes Verhalten,* Dortmund: Verlag modernes Leben.

Sachsse, U. (2002), *Selbstverletzendes Verhalten,* Göttingen: Vandenhoeck & Ruprecht.

Adressen von Beratungsstellen und Kliniken

Internetseiten

www.rotetrainen.de
www.versteckte-scham.de
www.selbstaggression.de
www.svv-info.de
www.selbstverletzung.com
www.rotelinien.de
www.borderline-netzwerk.info
www.borderline-selbsthilfe.de
www.btonline.de (siehe Borderlinestörung)

Beratungsstellen und Kliniken

Deutschland (sortiert nach Postleitzahlen)

Klinik Schwedenstein für Psychosomatische Medizin
Obersteinaer Weg, 01896 Pulsnitz, Tel.: 035955/47-0
Info.schwedenstein@helios-kliniken.de
www. helios-kliniken.de/klinik/pulsnitz-klinik-schwedenstein.html

Charité Universitätsmedizin Berlin, Campus Benjamin Franklin,
Klinik und Poliklinik für Psychatrie und Psychotherapie
Eschenallee 3, 14050 Berlin, Tel.: 030/450-50
www.medizin.fu-berlin.de/psyche/Klinik/
http://psychiatrie.charite.de

Klinikum Nord Ochsenzoll
Langenhorner Chaussee 560, 22419 Hamburg,
Tel.: 040/52071-2625 oder -2763
info.nord@asklepios.com
www.asklepios.com/nord

Curtius-Klinik
Neue Kampstr. 2, 23714 Malente Gremsmühlen, Tel.: 04523/407-0
disposition@curtius-klinik.de
www.curtius-klinik.de/html/klinik.html

Kliniken am Burggraben – Klinik Flachsheide, Fachbereich Psychosomatik
und Psychotherapie

Alte Vlothoer Straße 47-49, 32105 Bad Salzuflen, Tel.: 05222/37-0
uta.reichhold@median-kliniken.de
www.median-kliniken.de/median-kliniken/rehabilitationskliniken/median-klinik-am-burggraben

E. Johannes-Krankenhaus, Klinik für Psychosomatik und Psychotherapie Bielefeld
Graf von Galen Str.58, 33619 Bielefeld, Tel.: 0521/801-1531
http://johanneswerk.de/

Wicker-Klinik, Psychosomatik
Fürst-Freidrich-Str.2-4, 34537 Bad Wildungen, Tel.: 05621/792-0
info@wicker-klinik.de
http://wicker-klinik.de/Psychosomatik_Psychotherapie.html

Burg-Klinik
Burgstr.19, 36457 Stadtlengsfeld, Tel.: 036965/680
www.dbkg.de/Kliniken/Burg-Klinik/index.html

Niedersächsisches Landeskrankenhaus Göttingen, Funktionsbereich Psychotherapie,
Rosdorfer Weg 70, 37081 Göttingen, Tel.: 0 551/402-0
poststelle.goettingen@asklepios.com
www.asklepios.com/klinik/default.aspx?name=Asklepios_Klinik_Goettingen

Sanatorium Dr. Barner
Dr. Barner-Str. 1, 38700 Braunlage, Tel.: 05520/8040
www.sanatorium-barner.de

Rheinische Kliniken Viersen, Fachklinik für Psychiatrie,
Abt. Suchtkrankheiten/Psychotherapie, Johannisstr. 70, 41712 Viersen
klinik-viersen@lvr.de
www.rk-viersen.lvr.de

Gelderland-Klinik, Fachklinik für Psychotherapie und Psychosomatische Medizin
Clemensstraße, 47608 Geldern, Tel.: 02831/137-0
verwaltung(at)gelderlandklinik(punkt)de
www.gelderlandklinik.de/kontakt.html

Klinik für Psychiatrie und Psychotherapie, Universitätsklinikum RWTH Aachen
Pauwelstr.30, 52074 Aachen, Tel.: 0241/80-0 oder 80-84444
info@ukaachen.de
www.ukaachen.de/index.jsp

Ehrenwall'sche klinik
Walporzheimer Str. 2, 53474 Bad Neuen-Ahrweiler, Tel.: 02641/3860
info@ehrenwall.de
www.ehrenwall.de/Text/Frames/Gesamtframe-0.htm

Klinik Hohe Mark (DGD)
Friedländerstr.2, 61440 Oberursel, Tel.: 06171/204-0
klinik@hohemark.de
www.klinik-hohe-mark.com

Bürgerhospital Stuttgart, Medizinische Klinik 2
Klinik für psychosomatische Medizin und Psychotherapie
Tunzhofer Straße 14-16, 70191 Stuttgart, Tel.: 0711/278-03
info@buergerhospital.de
www.klinikum-stuttgart.de/ueber-uns/struktur/standorte/buergerhospital.html

Klinik Bad Herrenalb
Kurpromedade 42, 76332 Bad Herrenalb, Tel.: 0800/7853920
info@celenus-kliniken.de
www.celenus-kliniken.de/celenus-kliniken/klinik-bad-herrenalb/klinik-bad-herrenalb.html

Fachklinik Eußerthal,
Klinikstraße 1, 76857 Eußerthal, Tel.: 06345/20-0
info@fachklinik-eusserthal.de
www.fachklinik-eusserthal.de

Klinik für Psychiatrie und Psychotherapie der Universität Freiburg
Hugstetter Strasse 49, 79106 Freiburg, Tel.: 0761/270-0
www.klinik-windach.de/front_content.php

Psychosomatische Klinik Windach
Schützenstr. 16, 86949 Windach/Ammersee, Tel.: 08193/72-0
mail@klinik-windach.de
www.klinik-windach.de/front_content.php

ADULA-KLINIK Oberstdorf, Fachklinik für Psychosomatik und Psychotherapie
In der Leite 6, 87561 Oberstdorf, Tel.: 08322/709-0
info@adula-klinik.de
www.adula-klinik.de/klinik/index.php

Psychosomatische Klinik Bad Grönenbach
Seb. Kneipp Allee 3a-5, 87730 Bad Grönenbach, Tel.: 08334/981100
info.bad-groenenbach@helios-kliniken.de
www.helios-kliniken.de

Hochgrat-Klinik Wolfsried, Fachklinik für Psychosomatik und Psychotherapie
Wolfsried 108, 88167 Stiefenhofen/Allgäu, Tel.: 08386/9622-0
info@hochgrat-klinik.de
www.hochgrat-klinik.de/klinik/index.php

Klinikum Nürnberg – Klinik für Psychosomatik und Psychotherapeutische Medizin
Prof.-Ernst-Nahten-Str. 1, 90340 Nürnberg, Tel.: 0911/398-3501
vorstand@klinikum-nuernberg.de
www.klinikum-nuernberg.de/DE/ueber_uns/Fachabteilungen_KN/kliniken/psychiatrie

Fachklinik Heiligenfeld, Fachklinik für Psychosomatische Medizin, Psychiatrie und Psychotherapie
Euerdorfer Straße 4-6, 97688 Bad Kissingen, Tel.: 0971/84-1000
info@heiligenfeld.de
www.heiligenfeld.org/heiligenfeld_2010

Österreich (sortiert nach Postleitzahlen)

HPE Österreich, Hilfe für Angehörige psychisch Kranker
Österreich Bernardgasse 36 / 4 / 14 : 1070 Wien, Tel.: 01/5264202
E-Mail: office@hpe.at.
www.hpe.at

Universitätsklinik für Tiefenpsychologie und Psychotherapie
Währinger Gürtel 18-20, 1090 Wien, Tel.: 01/40400-3061

Universitätsklinik für Psychiatrie
Währinger Gürtel 18-20, 1090 Wien, Tel.: 01/40400-3603
Allgemeines Krankenhaus Wien (AKH) - Psychiatrie Ambulanz
Währinger Gürtel 18-20, 1090 Wien, Tel.: 01/40400-3603
www.akhwien.at

Fonds Gesundes Österreich, SIGIS – Service- und Informationsstelle für Gesundheitsinitiativen und Selbsthilfegruppen
Laxenburger Straße 36, 1100 Wien, Tel.: 0222/71172-4398
www.fgoe.org

Psychiatrische Abteilung Kaiser Franz Josef- Spital (Wien)
Kundratstrasse 3, 1100 Wien, Tel.: 01/60191-2908
E-Mail: kfj.psych.sekr@wienkav.at

SMZ Otto Wagner-Spital, Baumgartner Höhe
Baumgartner Höhe 1, 1145 Wien, Tel.: 01/91060-20201
E-Mail: ows@wienkav.at

Psychiatrische Abteilung SMZ-Ost (Wien)
Langobardenstrasse122, 1220 Wien, Tel.: 01/28802-3002
E-Mail: dsp.psy@wienkav.at

LK Hollabrunn
Sozialpsychiatrische Abteilung
Robert-Löffler-Straße 20, 2020 Hollabrunn, Tel.: 02952/2275-631
E-Mail: psychiatrie@hollabrunn.lknoe.at
www.hollabrunn.lknoe.at

LK Baden
Psychiatrie und psychotherapeutische Medizin
Wimmergasse 19, Postfach 10, 2500 Baden, Tel.: 02252/205-0
E-Mail: office@baden.lknoe.at
www.baden.lknoe.at

A.ö.KH Neunkirchen
Sozialpsychiatrische Abteilung
Perschinger Straße 19, 2620 Neunkirchen, Tel.: 02635/602-3200
E-Mail: psychiatrie@khneunkirchen.at

Landesklinikum Amstetten-Mauer
3362 Mauer/Amstetten, Tel.: 07475/501-0
E-Mail: office@mauer.lknoe.at
www.lknoe.at/de/Mostviertel-AmstettenMauer

Wiener Krankenanstaltenverbund
Therapiezentrum Ybbs an der Donau
Persenbeuger Straße 1-3, A-3370 Ybbs/Donau, Tel.: 07412/55100-0
E-Mail posttzy@wienkav.at
www. wienkav.at/kav/tzy

LK Tulln
Erwachsenenpsychiatrie
Alter Ziegelweg 10, 3430 Tulln, Tel.: 02272/601-0
E-Mail: office@tulln.lknoe.at
www.tulln.lknoe.at/de/2273

Psychiatrische Abteilung KH Vöcklabruck (OÖ)
Dr. Wilhelm-Bock-Straße 1, A- 4840 Vöcklabruck, Tel.: 07612-88811-0
E-Mail: Psychiatrie1.vb@gespag.at

Psychosomatische Klinik Eggenburg
Grafenberger Straße 2, 3730 Eggenburg, Tel.: 02984/20228-20462
E-Mail: info.eggenburg@pszw.at

Landes-Nervenklinik Wagner-Jauregg
Wagner-Jauregg-Weg 15, 4020 LINZ, Tel.: 050/55462-0
E-Mail: contact.wj@gespag.at
www.wagner-jauregg.at

Psychiatrische Klinik Wels
Linzer Straße 89, A - 4600 Wels, Tel.: 050554/65-211 *oder* 221 *oder* 231
E-Mail: contact.we@gespag.at
www.psychiatrie-wels.at/index.php

Christian Doppler Klinik
Ignaz-Harrer-Straße 79, 5020 Salzburg, Tel.: 0662/4483-0
E-Mail: info@christian-doppler-klinik.at
www.christian-doppler-klinik.at

Psychiatrisches KH des Landes Tirol
Prim. Univ.-Doz. Dr. Christian Haring
Thurnfeldgasse 14, 6060 Hall in Tirol, Tel.: 05223/508-0
E-Mail: lkh.office@tilak.at
www.tilak.at

Universitätsklinik für Psychiatrie
Anichstraße 35, 6020 Innsbruck, Tel.: 0512/504-23669
www.i-med.ac.at/patienten/infos_kliniken/psychiatrie.html

Abteilung für Psychiatrie Aö. BKH Kufstein (Tirol)
Endach 27, 6330 Kufstein, Tel.: 05372/6966-3800
E-Mail: psychiatrie@bkh-kufstein.at
www.bkh-kufstein.at

LKH Rankweil
Valdunastraße 16, 6830 Rankweil, Tel.: 05522/403-0
E-Mail: office@lkhr.at
www.lkhr.at/

LNKH Sigmund Freud Graz
Wagner Jauregg Platz 1, 8036 Graz, Tel.: 0316/2191-0

E-Mail: internet@lsf-graz.at
www.lsf-graz.at
Universitätsklinik für Psychiatrie
Auenbruggerplatz 22, 8036 Graz, Tel.: 03/316-385-3612
E-Mail: psychiatrie@klinikum-graz.at
www.medunigraz.at/psychiatrie
Zentrum für Seelische Gesundheit Kärnten
Landeskrankenhaus Klagenfurt, St. Veiter Strasse 47, 9020 Klagenfurt
Tel.: 0463/538-22970
E-Mail: sekretariatzfsg@lkh-klu.at
www.lkh-klu.at

Schweiz (sortiert nach Postleitzahlen)

Psychiatrische Poliklinik Inselspital,
Anlaufstelle für suizidale und selbstverletzende Patienten
Murtenstr. 21, 3010 Bern, Tel.: 031/632-8811
Psychiatrische Universitätsklinik Basel
Wilhelm-Klein-Str. 27,4025 Basel, Tel.: 061/3255217
info@upkbs.ch
www.upkbs.ch
Klinik Sonnenhalde
Psychiatrie und Psychotherapie
Gänshaldenweg 28, 4125 Riehen, Tel.: 061/6454646
E-Mail: info@sonnenhalde.ch
www.sonnenhalde.ch
Klinik Schützen
Bahnhofstrasse 19, 4310 Rheinfelden, Tel.: 061/8362626
E-Mail: info@klinikschuetzen.ch
Psychiatrische Dienste
Weissensteinstrasse 102, 4503 Solothurn, Tel. 032/6271111
info.pd@spital.so.ch
www.so-h.ch/psychiatrische-dienste
Klinik Meissenberg AG
Meisenbergstrasse 17, Postfach 1060, 6301 Zug, Tel. 041/7265757
Email: info@meissenberg.ch
Psychiatrische Dienste Graubünden
Klinik Beverin, Postfach 200, 7408 Cazis, Tel.: 081/6322111
Mail: info@pdgr.gr.ch
Home: http://www.psychiatrie.gr.ch
Poliklinik am Zeltweg, Psychiatrisch-Psychologischer Dienst
Zeltweg 27, 8032 Zürich, Tel.: 01/265-3040

Schweizerische Stiftung Pro Mente Sana, Beratungstelefon,
Hardturmstrasse 261, 8031 Zürich, Tel.: 044/6638600
www.promentesana.ch

Klinik Landhaus Aadorf AG
Fohrenbergstr. 23, 8355 Aadorf, Tel. 052/3688888
Email: landhaus@klinik-landhaus.ch
www.klinik-landhaus.ch/Index.html

Psychiatrische Poliklinik am KSW
Haldenstrasse 63, Postfach 144, 8408 Winterthur, Tel.: 052/2662884
E-Mail: psychpol@ipwin.ch
www.ipwin.ch/seiten/psychotherapie_ksw.php

Klinik Schlössli
Private Klinik für Psychiatrie und Psychotherapie
8618 Oetwil am See, Tel. 044/9298111
http://www.schloessli.ch

Psychiatrisches Zentrum Appenzell Ausserrhoden
Krombach 3, Postfach, 9101 Herisau, Tel.: 071/3538111
psychiatrie@svar.ch
www.spitalverbund.ch

Psychiatrische Klinik Wil
Zürcherstrasse 30, Postfach 573, 9501 Will, Tel.: 071/9131111
E-Mail: direktion@gd-kpdw.sg.ch
www.psychiatrie-nord.sg.ch/

Littenheid
Klinik für Psychiatrie und Psychotherapie
9573 Littenheid, Tel.: 071/9296060
info@littenheid.ch
www.littenheid.ch